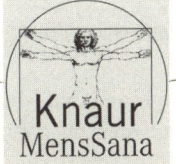

Über die Autorin:

Kellyna Campbell ist eine international bekannte Seminarleiterin. Als intuitive Heilerin ermutigt sie Menschen darin, ihre Lebensaufgabe zu erkennen. Sie lebt auf Hawaii.

Kellyna Campbell

Die neun inneren Juwelen

Die Seele durch Chakra-Übungen stärken

Aus dem Amerikanischen
von Jutta Ressel

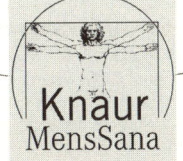

Die amerikanische Originalausgabe erschien 2004
unter dem Titel »Nine Inner Jewels« bei Lehua Publishing,
Sebastopol, California

Besuchen Sie uns im Internet: www.droemer-knaur.de
Alle Titel aus dem Bereich MensSana finden Sie im Internet unter
www.knaur-mens-sana.de

Vollständige Taschenbuchausgabe April 2008
Copyright © 2004 Kellyna Kaleolani Campbell
Copyright © 2008 für die deutschsprachige Ausgabe
Knaur Taschenbuch.
Ein Unternehmen der Droemerschen Verlagsanstalt
Th. Knaur Nachf. GmbH & Co. KG, München.
Alle Rechte vorbehalten. Das Werk darf – auch teilweise –
nur mit Genehmigung des Verlags wiedergegeben werden.
Redaktion: Katrin Ingrisch
Umschlaggestaltung: ZERO Werbeagentur, München
Umschlagabbildung: Mauritius Images / Nonstock
Satz: Pinkuin Satz und Datentechnik, Berlin
Druck und Bindung: Clausen & Bosse, Leck
Printed in Germany
ISBN 978-3-426-87377-9

2 4 5 3 1

*Ich widme dieses Buch meinem Vater –
meinem größten Lehrmeister*

Inhalt

Danksagung 11

Einführung – Den geistigen Körper erwecken 13

Kapitel 1 – Frieden 27
   Übung: Fußwäsche 29
   Vertrauen 30
   Übung: Barfuß gehen 32
   Übung: Körperbewusstheit 34
   Loslassen 35

Kapitel 2 – Mitgefühl 38
   Vergebung 42
   Übung: Ein offenes Herz 44
   Dankbarkeit 48

Kapitel 3 – Geist 50
   Heilung 51
   Übung: Gehen 54
   Die Chance der einmaligen Gelegenheit 56
   Ichbin 57
   Übung: Geistige Integration 58
   Übung: Intention 61
   Geistige Macht 62

Kapitel 4 – Wohlstand ... 63
Die Familie ... 67
Übung: Seine Familie betrachten ... 71
Frieden schließen ... 74
Trauer ... 76
Übung: Sich seinen Wohlstand bewusst machen ... 77

Kapitel 5 – Leidenschaft ... 81
Übung: Seine Leidenschaft ausdrücken ... 85
Das Männliche und das Weibliche
im Gleichgewicht ... 86
Übung: Reinigung der Sexualität ... 89
Kontrolle ... 91
Übung: Die Dunkelheit annehmen ... 92

Kapitel 6 – Mut ... 98
Wille ... 99
Übung: Der Wille zum Positiven ... 100
Veränderung ... 102
Übung: Eine Entscheidung treffen ... 104
Ablenkungen ... 106
Übung: Beziehungen ... 107
Übung: Energieklärung ... 109
Bewusstheit für die eigene Umgebung ... 112

Kapitel 7 – Freiheit ... 115
Ausdruck ... 116
Geburt ... 119
Hingabe ... 121
Demut ... 124
Übung: Sich in Demut üben ... 124

Kapitel 8 – Weisheit	127
Übung: Die Intuition schulen	131
Meditation	132
Unterscheidungsvermögen	133
Synchronizität	135
Auf Anleitung hören	136
Übung: Meditieren	138
Erweiterte Bewusstheit	140
Kapitel 9 – Gott	144
Gegenwärtigkeit	146
Das Rad des Lebens	147
Gott kennen	148
Übung: Das Fließen der neun inneren Juwelen	153
Schicksal	158
Kapitel 10 – Reise ins Paradies	161
Kapitel 11 – Weitere Juwelen	181
Kapitel 12 – Das neue Paradigma	192
Die Macht der Manifestation	196
Gemeinschaft	201
Anhang	204
Das Lehua Center for Well-Being	204
Kellyna Kaleolani Campbell	205
Joseph Keawe Campbell	205

Danksagung

Ich bin vielen Menschen von Herzen dankbar, die mir im Lauf der Jahre geholfen haben, an diesen Punkt in meinem Leben zu gelangen. Ich bin Gott zu tiefster Dankbarkeit verpflichtet und auch meiner suchenden Seele, die ständig um ein tiefgründigeres Vertrauen in mich selbst bemüht war. Ich werde den Hawaii-Inseln stets für ihre verlockende Mystik und enorme Schönheit dankbar sein.
Mein Dank gilt Gloria Fetherston, Jerry Horovitz und Beth Sisco-Chang für ihr Engagement bei der Redaktion dieses Buches, außerdem Claire Noble für ihre Hilfe bei der Drucklegung. Ich danke Kathy Nenneker für ihr Talent und ihre Kreativität, die sie bei der Gestaltung dieses Buches unter Beweis gestellt hat, Kimberly Jacobs für ihr Leitlicht und Brian Sandy für seine begnadete Mediation, seine Anleitung in Sachen Astrologie sowie seine Freundschaft. Meiner Weggefährtin Barbara LoPatriello danke ich für ihre tiefe Freundschaft und auch meiner ganzen Familie, die mich gelehrt hat zu verstehen, worum es bei meiner Reise eigentlich geht. Vor allem gilt mein Dank jedoch meiner Schwester Shannon, die mir immer zugehört hat und mir stets, ohne ein Urteil abzugeben, zur Seite gestanden hat, sowie meinem Bruder Donald, der mich Akzeptanz gelehrt hat, meinem Bruder Brian, der mir mit seinem großen Herzen beigebracht hat loszulassen, Brianna, meiner Seelenverwandten und kleinen Muse, meiner lieben Mutter für ihre Intuition, ihr Licht und weil

sie mich stets daran erinnert hat, dass wir alle gleich sind, sowie meinem Vater als meinem Prüfstein, der es mir ermöglicht hat, mein strahlendstes Licht leuchten zu lassen. Ich danke Joseph, meinem Seelenverwandten, Ehemann und ewiglichem Partner in Sachen Heilung, der mir immer geholfen hat, mehr Tiefe zu gewinnen, und dabei mein fröhlichster Führer, Vertrauter und Lehrmeister in Sachen Liebe war.

EINFÜHRUNG

Den geistigen Körper erwecken

Stellen Sie sich vor, dass Sie plötzlich Ihre Füße nicht mehr bewegen können. Jeden Morgen haben Sie die Beine selbstverständlich über den Bettrand geschwungen – doch nun bemerken Sie, dass Sie diesem Drang nicht Folge leisten können. Es gehen Ihnen die vielen Dinge durch den Kopf, die Sie tun könnten, dass Ihr Leben sich völlig anders gestalten würde, welch eine Vielzahl an Möglichkeiten sich Ihnen eröffnen würde, wenn Sie nur Ihre Füße wieder gebrauchen und laufen könnten.

Genauso erleben die meisten Menschen ihren geistigen Körper. Sie schlafen; sie vertun ihre Tage, wobei sie vergessen, welch ein hervorragendes Instrument ihnen eigentlich zur Verfügung steht. Sie verbringen ihr ganzes Leben ohne jegliches Bewusstsein, wie sie ihr volles Potenzial realisieren und nutzen können.

Wir leben in einer Zeit unglaublicher Veränderungen auf diesem Planeten. Die Welt ist Erschütterungen ausgesetzt, die jedoch die Chance beinhalten, eine tiefere Essenz und Wahrheit in uns und durch uns leuchten zu lassen. Wir sind aufgerufen, eine allumfassende Veränderung zu vollziehen in der Art, wie wir in unseren Beziehungen miteinander umgehen, wie wir unsere Geschäfte abwickeln, unsere Kinder erziehen, unseren Haushalt führen und alle anderen Aspekte des Lebens handhaben. Es handelt sich dabei um eine Veränderung des Bewusstseins, nämlich vom Gefühl der Trennung hin zur Ganzheit – was uns dann die Freiheit gibt, unser Einssein zu verwirklichen, indem wir alles, was uns ausmacht, mit Freuden annehmen.

Alte und neue Paradigmen

Jeder hat die Wahl, wie er gern leben möchte. Bei der Auseinandersetzung mit widerstreitenden Gegensätzen, mit Dualitäten, können wir uns mit der einen oder anderen Seite identifizieren. Wir können aber auch mühelos an einem Prozess teilhaben, der schöpferisch, lebendig und uns generell förderlich ist. Es gilt zu wählen zwischen dem alten patriarchalischen Muster, das das Leben als Gewinn oder Verlust charakterisiert, als Kampf oder Flucht, das die Unterscheidung in Herr oder Sklave trifft, und einem neuen Modell: in Frieden, Harmonie, Ruhe und Schönheit seinen Weg auf Erden zu gehen. Das Chaos, das wir momentan auf diesem Planeten empfinden, ist durch die Auswahlkriterien der Menschen bedingt, welchen Weg sie einschlagen wollen. Möchten wir mitwirken, den Himmel auf Erden zu schaffen, oder wollen wir am zerstörerischen Aufeinanderprallen gegensätzlicher Kräfte teilhaben? Vor diese Wahl sehen wir uns als Einzelne wie auch als Gesellschaft gestellt, denn die Menschheit ist dazu aufgerufen, alte Muster aufzugeben und eine Veränderung in Richtung auf ein neues gemeinschaftliches Bewusstsein zu vollziehen.

Die Menschen sind auf ihrem Weg durchs Leben auf der Suche nach etwas, ob es sich nun um Spiritualität oder um allgemeine Sinnsuche handelt. Manche versuchen natürlich auch Macht und Geld, Ruhm und Reichtum zu erlangen. Manch einer sucht womöglich nach dem perfekten Partner beziehungsweise der perfekten Partnerin. Oder wir suchen inneren Frieden. Wir versuchen vielleicht, nach etwas zu greifen, das unmittelbar vor uns liegt, oder wir streben danach, weit über die Grenzen unseres Selbst hinauszugehen.

Wie wäre es, wenn die einzig notwendige Suche in einer intensiveren Vertrautheit mit uns selbst besteht? Viele Menschen kommen an einen Punkt im Leben, an dem sie sich die Frage stellen: »Was mache ich eigentlich hier?« Dann wird ihnen klar, dass das ganze Streben nach äußerer Befriedigung in ihnen nur ein Gefühl der Leere hinterlässt. Viele suchen auch nach Antworten bei der Regierung, der Kirche, bei Ärzten oder Lehrern. Die Menschen suchen schon so lange im Außen, dass sie unmerklich ihre innere Kraft äußeren Autoritäten überlassen haben. Doch nun ist die Zeit gekommen, den Blick wieder nach innen zu richten und die Suche nach Antworten außerhalb der eigenen Person aufzugeben.

Jeder Mensch hat eine männliche und eine weibliche Seite, unabhängig von seinem Geschlecht. Sich von Überliefertem abzuwenden bedeutet, in unserer femininen, empfänglichen Natur zu leben. Wir sind nicht allein. Die gesamte Menschheit vollzieht einen enormen Bewusstseinswandel und entfernt sich von alten patriarchalischen Modellen, indem sie das heilige Weibliche erweckt. Diese Umorientierung bringt das liebevolle, nährende, intuitive Wesen der Menschen zutage. Wenn wir diese Haltung in uns erwecken – wobei wir die Stärke und Entschlusskraft unseres männlichen Selbst beibehalten –, verfügen wir über das notwendige Werkzeug, um diese Bewusstseinsveränderung als Ganzes zu vollziehen. Es ist unser feminines Selbst, das es zu nähren, zu hegen und pflegen gilt.

Um einen Zugang zu unserem höheren Selbst zu finden, müssen wir die uns innewohnende Wahrheit Schicht um Schicht entfalten und jede Ebene freilegen, bis wir schließlich auf die wertvollen Juwelen stoßen, die im Kern jeder menschlichen Erfahrung zu Hause sind. Indem sich der Einzelne selbst heilt, erweisen wir der Menschheit den größtmöglichen Dienst. Je mehr wir also gesunden, indem wir alte Wunden und unser Verhaftetsein in der Vergangenheit bewusst loslassen, desto klarer werden wir – und schaffen uns so einen heiligen inneren Raum des Friedens und der Harmonie. Dieser liebevolle Raum steuert unser äußeres Selbst dann ganz unwillkürlich in Richtung auf diese intensive, tiefere Vertrautheit mit uns selbst. Wir verändern die Welt, indem wir anderen ein leuchtendes Vorbild an Frieden und Harmonie sind.

Einweihung in alle neun Chakren

Während sich in unserem Bewusstsein allmählich dieser Wandel vollzieht, verfügen wir in unserem Wesen bereits über ein Modell für diese Veränderung in Form unserer inneren Energiezentren. Ich bezeichne diese Energiezentren als Chakren, unsere *neun inneren Juwelen*. Das Wort »Chakra« kommt aus dem Sanskrit und bedeutet Rad oder Wirbel. Indem ich in diesem Buch den Begriff »Juwelen« verwende, um mich auf die Energiezentren zu beziehen, will ich verdeutlichen, dass diese Chakren tatsächlich so strahlend wie ein funkelndes Juwel leuchten.
Es gibt viele Bücher über Chakren, und fast alle haben die Existenz von nur sieben zur Grundlage. Wenn wir jedoch diesen Wandel vollziehen und unseren geistigen Körper erwecken, erkennen wir zwei weitere Energiezentren. Das erste dieser beiden zusätzlichen Chakren verbindet uns durch unsere Füße mit der Erde. Unsere Knie werden durch das zweite zusätzliche Chakra erweckt, ein facettenreiches Juwel, das eine Brücke vom Himmel zur Erde schlägt und somit die Materie mit Geist versieht. Erwecken wir diese beiden zusätzlichen Energiezentren, hilft uns das, die notwendige Unterstützung zu erhalten, um als

geistige Wesen mit vollem Bewusstsein unseren Weg auf dieser Erde zu gehen.

Es gibt noch andere Schulen, die zusätzliche Chakren heranziehen. Zum Beispiel sieht die druidische Tradition um Ror eine Beziehung zwischen den Chakren und dem Mondkalender und stellt zwei zusätzliche Chakren dar, eines am Nabel sowie eines an den Füßen. Die Shakta-Theorie erkennt ein Zwölf-Chakren-System an. Sie akzeptiert die traditionellen sieben Chakren, dazu jedoch fünf weitere, die allesamt mit den zwölf DNA-Strängen übereinstimmen. Es heißt, dass sie zu diesem Zeitpunkt in der Geschichte gerade aktiviert werden. Diese Zwölf-Chakren-Theorie vertritt die Position, dass das Sieben-Chakren-System uns hilft, uns unsere Gesundheit als Erdenbürger zu erhalten, die fünf weiteren Chakren jedoch aktiviert werden müssen, um ein Aufsteigen zu ermöglichen. Aufstieg bedeutet innerhalb dieses Systems den Prozess der Bewusstwerdung unserer Multidimensionalität, das Verständnis, dass wir nicht auf diese dreidimensionale Welt der Täuschung beschränkt sind. Wir vermögen uns über diese Realität hinauszubewegen, indem wir diese fünf zusätzlichen Chakren erwecken.

Dieses Buch vermittelt nun einen anderen Ansatz, das menschliche Energiesystem zu verstehen. Es will aufzeigen, wie wir einen Paradigmenwechsel vollziehen können. Wir fangen damit an, indem wir durch den Körper Energie nach unten strömen und sie aus unseren Füßen austreten lassen, wodurch wir uns in der Erde verankern, uns erden. Das gibt uns die Kraft, völlig präsent zu sein – im Hier und Jetzt zu bleiben. Indem wir also Energie durch unseren ganzen Körper fließen lassen – von oben nach unten –, werden wir zu einem klaren Kanal. Der menschliche Körper wird auf diese Weise zu einer Art Brücke zwischen Himmel und Erde. Die Information, die durch uns strömt, ist dabei so klar wie der Kanal, den wir geschaffen haben. Um wahrhaftige Vertrautheit mit uns selbst zu erreichen, müssen wir alle Anteile unseres Wesens heilen, vom Kopf bis zu den Zehen. Sobald wir dann die Gabe in die Tat umsetzen, absolut im Hier und Jetzt zu leben, vermögen wir alles zu schaffen, denn die Trennung zwischen uns und unserer Wahrnehmung der Welt ist dann aufgehoben.

Die Arbeit mit diesen beiden zusätzlichen Energiezentren macht es uns möglich, uns als geistige Wesen bereitwilliger anzunehmen. Dieser Wandel hin zu unserer empfänglichen weiblichen Natur bezieht unsere männliche Stärke mit ein und wird durch unsere Bewusstheit sowie durch die Übungen mit allen neun Energiezentren aktiviert.

Man kann sich jedes Chakra wie eine Art Griff am Wasserhahn vorstellen, der den Energiefluss im ganzen Körper regelt. Ein harmonisches Chakra unterstützt unseren physischen, emotionalen, mentalen und geistigen Körper. Sind die Chakren jedoch aus dem Gleichgewicht, treten Krankheiten, emotionale Fehlfunktionen und irrationales Denken ein. Es ist wichtig, ein gesundes Chakrensystem aufrechtzuerhalten, denn nur so lässt sich das Leben klar führen und gewinnbringend ausschöpfen.

Die Aktivierung dieser beiden Chakren bedeutet eine Einweihung, die einem tieferen Selbstverständnis Tür und Tor öffnet. Wer durch dieses Portal schreitet, nimmt seinen geistigen Körper an, indem er sich der schweren Energie entledigt, welche die Identifikation mit dem Erdenkörper mit sich bringt. Als klarer Lichtkanal lebt man dann aus seinem höheren Selbst heraus, wobei man eine Brücke zwischen Himmel und Erde schlägt. Man nähert sich einem Leben an, das auf der allumfassenden Einheit mit der göttlichen Quelle beruht.

Chakren sind nichts Körperliches. Sie sind Energiezentren, die unser Bewusstsein spiegeln sowie die Art und Weise, wie wir die Realität wahrnehmen. Jedes der Chakren bezieht sich auf einen anderen Körperbereich, auf die dort befindlichen Regulationssysteme und Organe. Gemeinsam regeln sie das gesamte Körpersystem. Indem wir die Chakren verstehen und sie im Gleichgewicht halten, vermögen wir zu erkennen, wie unser Bewusstsein unser gesamtes Körpersystem beeinflusst. *Alles im physischen Körper lässt sich durch angemessene Fürsorge, durch Bereitwilligkeit und den Glauben an das eigene Gesundungsvermögen heilen.* Wenn wir unsere Bewusstheit diesem Wissen öffnen, schaffen wir ein förderliches Umfeld, so dass Heilung eintreten kann. Je besser wir in der Lage sind, uns selbst zu heilen, desto größer ist die Vertrautheit mit uns selbst, denn wir verstehen dann unseren Seelenzweck und leben in Harmonie. Und je mehr wir in Einklang mit unserer Bestimmung leben, desto bedeutender ist schließlich unser Beitrag in der Welt.

Farbe, Gleichgewicht und Körperdichte

Farbe ist ein wichtiger Aspekt bei diesem Paradigmenwechsel. Jeder der Edelsteine in diesem System der neun inneren Juwelen ist mit einer bestimmten Farbe verbunden, die uns hilft, diesen zuträglichen Bewusstseinszustand zu erlangen. Jegliche Farbe ist Wahrnehmung und kann sich durch die Lichtbrechung täglich ändern – wie ein Chamäleon die Farbe wechselt. Und verändern wir uns, so ändern sich auch die Farben, die wir sehen. Je mehr sich unsere Körperdichte verringert, desto großartiger vermag unser Licht zu leuchten.

Wenn wir mit einem Energiesystem durchs Leben gehen, das in Harmonie ist, weil wir unsere inneren Juwelen zum Strahlen gebracht haben, erlangen wir eine Haltung des Friedens und vollziehen die notwendige Bewusstseinsveränderung, um in diesem neuen weiblichen Paradigma mitschwingen zu können. Unser Körper wird leichter, versetzt uns in die Lage, mühelos in diesen neuen Zustand von Bewusstheit zu gelangen. Dieser Wandel auf Erden gibt uns die Möglichkeit, von der Dichte, die unser Verhaftetsein in der Vergangenheit mit sich bringt, abzulassen und so unsere angeborenen Fähigkeiten zu entwickeln. Wenn wir aus unserer intuitiven, wahren, weiblichen Natur heraus agieren, wollen wir natürlicherweise lieben und diese Liebe auch mit anderen teilen. Wir können diese Haltung nicht leben, wenn wir eine von unserem Ego bestimmte, dualistische Natur aufrechterhalten, die das alte Modell unterstützt. Es ist jedoch möglich, auf die positiven Aspekte des alten Paradigmas zurückzugreifen, auf Stärke und Entschlusskraft nämlich, um sie mit dem heiligen Weiblichen zu verbinden. Wir sind aufgefordert, für unsere Wahrheit einzutreten, indem wir ein leuchtendes Vorbild für den Frieden auf Erden abgeben, auf den Ruf unserer Seele hören und unser gesamtes Potenzial willkommen heißen.

Die *neun inneren Juwelen* sind der Schlüssel für unsere Initiation – die Vereinigung mit unserer Seele zu erlangen. In diesem Zustand sind Sie mit allen erforderlichen Informationen in Kontakt, die Sie benötigen. Alte Mythen sind nicht mehr mysteriös und geheimnisvoll; die Siegel des Wissens sind gebrochen, und es steht Ihnen jahrhundertealte innere Weisheit zur Verfügung. Wenn Sie Ihre inneren Juwelen zum Strahlen bringen, bereiten Sie sich auf diese Einweihung vor. Sie ereignet sich, sobald Sie völlig in Kontakt mit Ihrer Seele sind und durch das Tor der unendlichen Möglichkeiten schreiten, so dass Sie in der Lage sind, Ihre Seelenträume wahr werden zu lassen. Ein Initiierter ist jemand, der mit Leidenschaft lebt, der andere inspirieren will und sich über diese Erfahrung auch austauschen möchte.

Zur Benutzung dieses Buches

Dieses Buch ist ein einfaches Werkzeug, das Ihnen helfen soll, den Paradigmenwechsel zu vollziehen und Ihre männliche und weibliche Natur zu entdecken. Jedes Kapitel behandelt ein bestimmtes Juwel und vermittelt Ihnen Einsichten. Die zugehörigen Übungen und Meditationen sollen Ihnen helfen, eine alternative Lebensweise in die Tat umzusetzen. Sie müssen nicht mit Stress leben und Sie müssen auch nicht von einem Termin zum anderen und von einer Idee zur nächsten hetzen. Sie können jederzeit die Tretmühle verlassen und in Frieden und Harmonie leben anstatt in Dualität und Kampf. Die *neun inneren Juwelen* zeigen Ihnen, wie Sie Ihr Leben als tägliche Meditation führen können. Das Buch beschreibt neun verschiedene Seinszustände und bietet für jeden eine Meditation an, die Ihnen hilft, den Ruf Ihrer Seele zu hören und dementsprechend zu leben. Nutzen Sie die Übungen und Meditationen in jedem Kapitel als Anleitung, um zu erwachen und Ihr volles Potenzial zu entfalten, damit sich alles, was Sie hier auf Erden verwirklichen wollen, manifestieren kann.

Verpflichten Sie sich, dieses Buch dreißig Tage lang auf diese Art und Weise zu nutzen. Man benötigt nämlich nur dreißig Tage, um mit einer alten Gewohnheit oder einem Verhaltensmuster aufzuräumen. Das ist wirklich keine Ewigkeit. Es wird Ihnen so möglich, Ihr Leben zu ändern und die Aufgabe zu erkennen, die Sie hier auf Erden zu erfüllen haben. Sie werden in dieser Zeit vielleicht nicht alle Antworten bekommen. Aber wenn Sie sich vornehmen, über dreißig Tage hinweg dem Ruf Ihrer Seele zu lauschen, dann machen Sie einen Riesenschritt in die richtige Richtung. Sie entdecken Ihren eigenen Weg und erwecken Ihre Leidenschaft zum Leben.

Die erste Möglichkeit, wie sich dieses Buch nutzen lässt, ist, jeden Morgen ein Kapitel zu lesen – und auch wirklich mit Kapitel eins anzufangen. Sorgen Sie dafür, dass Sie jeden Tag Zeit finden, die zugehörigen Übungen zu machen. Am nächsten Tag lesen Sie dann das anschließende Kapitel und führen die Übungen durch – und so weiter, und so fort. Nutzen Sie diese Zeit wie ein Geschenk, nämlich als eine Zeit, die Sie Ihrem persönlichen Wohlergehen widmen. Besorgen Sie sich ein Tagebuch und halten Sie darin Ihre Erfahrungen und Tageseinsichten fest. Auf diese Weise haben Sie auch etwas in der Hand, wenn Sie einmal einen Blick zurück werfen und Ihre Fortschritte Revue passieren lassen wollen.

Wenn Sie mit allen neun Kapiteln fertig sind, verwenden Sie das Buch zu täglichen Übungszwecken. Meditieren Sie oder üben Sie sich in stiller Zeit mit sich selbst. Finden Sie Ihre Mitte und nutzen Sie die Atmung, um Ihren Verstand zu beruhigen. Wenn ein Aspekt in diesem Buch Sie besonders herausfordert, halten Sie das in Ihrem Tagebuch fest, und sehen Sie, zu welchen Einsichten Sie im Zuge dessen gelangen. Vielleicht wollen Sie ja auch ein paar der Übungen des jeweiligen Kapitels wiederholen und dann prüfen, ob Sie bei diesem zweiten Durchgang ergänzende oder neue Informationen erhalten haben.

Die zweite Verwendungsmöglichkeit des Buches liegt darin, mit Hilfe der Atmung zu seiner Mitte zu finden. Suchen Sie sich zuerst ein ruhiges Plätzchen, wo Sie sich hinsetzen und sich in Ruhe auf Ihren Atem konzentrieren können. Sobald Sie diesen Ort der Stille gefunden haben, machen Sie ihn zu Ihrem Allerheiligsten. Sagen Sie sich, dass dies Ihr heiliger Freiraum ist. Wenn Sie hier sitzen, weiß Ihr Körper, dass Sie entspannen und still sein wollen. Stellen Sie sicher, dass nichts in Ihrer Umgebung Sie ablenkt. Legen Sie Ihre Hände auf den Bauch und konzentrieren Sie sich darauf, tief in den Bauch hineinzuatmen. Tun Sie das mehrere Minuten lang, bis Sie sich ganz entspannt fühlen. Nehmen Sie sich so viel Zeit, wie Sie benötigen, um Ausgeglichenheit zu erlangen. Lassen Sie Ihren Geist aus einer

Position der Ruhe heraus entscheiden, mit welchem Kapitel Sie an diesem Tag arbeiten wollen; suchen Sie dann diese Stelle im Buch. Lesen Sie das Kapitel oder machen Sie die Übung, die Ihnen in dem Moment am wichtigsten erscheint.

Die dritte Möglichkeit, das Buch zu nutzen, ist, im Zustand der Zentriertheit einfach irgendeine beliebige Seite aufzuschlagen. Egal um welche Seite es sich handelt, bleiben Sie den Tag über bei dieser Meditation oder in diesem Zustand der Bewusstheit. Mit jeder Meditation und jedem Juwel ist eine bestimmte Farbe verbunden, wie die nachfolgende Tabelle Ihnen verdeutlicht.

Juwel	Meditation	Ort	Farbe
Eins	Frieden	Füße	Blaue/Grüne Jade
Zwei	Mitgefühl	Herz	Indigoblauer Saphir
Drei	Geist	Knie	Regenbogenopal
Vier	Wohlstand	Wurzel/Kreuzbein	Roter Granat
Fünf	Leidenschaft	Bauch/Sexualorgane	Orangeroter Karneol
Sechs	Mut	Solarplexus	Goldfarbener Zitrin
Sieben	Freiheit	Hals	Blauer Aquamarin
Acht	Weisheit	Drittes Auge/Stirn	Grünlich schillernder Labradorit
Neun	Gott	Krone/Scheitelpunkt	Diamant

Diese Farben korrespondieren also mit einer bestimmten Seinsqualität in Ihrem Bewusstsein. Tragen Sie zum Beispiel die Farbe, die mit der entsprechenden Meditation verknüpft ist, und beobachten Sie, wie es Ihnen an diesem Tag geht. Gestatten Sie es der gewählten Farbe beziehungsweise dem Juwel, diesen Bewusstseinszustand den ganzen Tag über zu unterstützen. Sie können sich aber auch zu verschiedenen Tageszeiten vorstellen, dass Sie von dieser Farbe wie von einer Wolke umhüllt sind. Sehen Sie sich mit einer Herausforderung konfrontiert, stellen Sie sich vor, wie diese bestimmte Farbe Sie ausfüllt. Visualisieren Sie, wie sich die Farbe vom Scheitelpunkt Ihres Kopfes bis zu Ihren Füßen hinunter durch Ihren Körper ausbreitet. Greifen Sie darauf zurück, so oft Sie wollen.

Betrachten Sie alles, was an diesem Tag auf Sie zukommt, als eine Gelegenheit, um dieses Juwel zu schulen. Verstehen Sie alle Menschen, die Ihnen begegnen, als Lehrmeister, die Ihnen etwas für diesen Bewusstseinszustand Hilfreiches beibringen können. Sehen Sie alles als eine Möglichkeit, diese Meditation zu praktizieren. Ob es sich um ein Auto handelt, das Ihnen die Vorfahrt nimmt, jemand, der Ihnen die Tür aufmacht, eine Münze, die Sie auf der Straße finden, oder ein Lächeln Ihres Nachbarn: Schenken Sie Ihrem Tag in allen Einzelheiten Aufmerksamkeit, achten Sie auf jede kleinste Begebenheit und auf jeden Vorfall.

In diesem Buch schreibe ich die Selbstaussage »ichbin« in einem Wort, um so die Macht und Kraft dieser beiden Begriffe zu betonen. Nehmen wir einmal an, Sie haben an einem bestimmten Tag »Mitgefühl« ausgewählt: Haben Sie mit allem Mitgefühl, was Sie an diesem Tag sehen, anfassen, hören und tun und stellen Sie sich vor, dass Sie von einer herrlichen indigoblauen Farbe umgeben sind. Schaffen Sie sich eine Art Losung, die Sie stetig wiederholen, zum Beispiel:

»Ichbin _____ (Ihr Name) *und ichbin Mitgefühl.*«

Jedes Mal, wenn Sie sich mit einer Herausforderung konfrontiert sehen, denken Sie an Ihre Losung und wiederholen sie laut oder im Stillen. Am besten ist es, den Namen eines der Juwelen zu benutzen, denn jeder der neun weist ein spezielles

Energiefeld auf. Dieses bestimmte Energiefeld hilft Ihnen dann, den jeweiligen Zustand beizubehalten. Schreiben Sie möglichst jeden Abend Ihre Erfahrungen in Ihr Tagebuch. Auf diese Weise schaffen Sie sich jeden Tag Ihre ganz persönliche Meditation.

Die vierte Verwendungsmöglichkeit des Buches liegt darin, den Tag mit der Frage zu beginnen: »Was brauche ich heute am nötigsten?« Lesen Sie das Inhaltsverzeichnis mit dieser Frage im Hinterkopf durch. Welche Meditation spricht Sie an? Kommen Sie zur Ruhe und lauschen Sie in sich hinein. Die für Sie passendste Meditation kommt auf Sie zu.

Eine weitere Möglichkeit, das Buch zu nutzen, ist, für diesen Tag eine Absicht zu definieren. Wenn Sie am Morgen aufwachen, fragen Sie sich, was Sie an Ihrem Tag bewerkstelligen wollen. Wählen Sie etwas, das einfach und klar ist. Was ist Ihre Absicht? Sobald Sie eine klare Zielrichtung haben, schlagen Sie das Buch auf einer beliebigen Seite auf. Verwenden Sie eine Übung oder eine Botschaft in diesem Kapitel, um auch umzusetzen, was Sie an diesem Tag schaffen wollen. Haben Sie Freude an den Meditationen. Achten Sie darauf, welchen Zustand Sie mühelos beibehalten können, und was eine größere Herausforderung darstellt. Mit der Zeit erkennen Sie dann Ihre Fortschritte.

Im Universum gibt es unendlich viele Dimensionen. Als Spezies und als Einzelwesen sind wir seit Jahrtausenden an die dreidimensionale Welt gewohnt. Doch wenn wir nun in Bewusstheit, Frieden und Harmonie leben, werden wir uns anderer, zusätzlicher Dimensionen bewusst. Unsere Wahrnehmung erweitert sich, und unsere Fähigkeiten werden beflügelt. Wir können lernen, die Grenzend unseres physischen Körpers zu überschreiten, Telepathie zu nutzen, übernatürlichen Fertigkeiten in uns zu wecken und unsere Intuition zu entwickeln. Diese Meditationen helfen Ihnen, Zugang zu diesen multidimensionalen Zuständen zu finden.

Mit den Übungen wird Ihr Wesen an Gewicht und an Dichte verlieren. Wenn Sie alle neun Juwelen vollständig erwecken, können Sie in Ihren geistigen Lichtkörper wechseln. Steigen wir in diese Zustände in einer höheren Dimension auf, verlassen wir den Kampf, den wir kollektiv hier auf Erden geschaffen haben. Trifft jeder bewusster seine Entscheidungen aus den *neun inneren Juwelen* heraus, trägt er zu dieser Horizonterweiterung bei. Im Folgenden erhalten Sie nun das Werkzeug für Ihre Einweihung, die Sie einem höheren Bewusstsein öffnet. Je größer die Anzahl an Menschen, die Dichte und Verhaftetsein in der Vergangenheit loslassen, desto einfacher wird das Leben für uns alle. Wenn Sie sich diese Schritte zunutze machen und die Initiationen durchführen, bringen Sie Ihre wahre göttliche Natur zutage und erweitern gleichzeitig die Bewusstheit der gesamten Menschheit.

KAPITEL 1

Frieden

Frieden ist unser göttliches Geburtsrecht, aber dennoch verbringen wir einen Großteil unseres Lebens damit, um eben diesen Frieden zu ringen. Eigentlich ist es nicht schwer, mit sich in Frieden zu sein. Man muss nichts tun oder erreichen, sondern einfach nur ruhig sein und die Stille vernehmen. Im dualistischen System lernen wir jedoch, unseren Zustand der Mitte zu verlassen, was dann unser Leben aus dem Gleichgewicht bringt und für Disharmonie sorgt. In Ganzheit, im göttlich synchronen Fließen des Universums, ereignet sich alles genau so, wie es soll. Es liegt an dem unguten – da ungewohnten – Gefühl, das wir empfinden, sobald wir in Frieden sind, dass wir dann den Wunsch hegen, ein Drama zu schaffen, mit unseren Ängsten und unserer Umwelt zu kämpfen. Und wir leisten gute Arbeit, wenn es darum geht, den friedlichen Zustand zu verlassen, indem wir uns das Leben erschweren. Machen wir uns das Leben einfach, nimmt alles mühelos seinen natürlichen Gang.

Das **erste innere Juwel** ist Frieden; es befindet sich in den Füßen. Wir wollen nun unseren inneren Frieden erwecken, indem wir unsere Fußsohlen energetisch öffnen. Nutzen Sie die Farbe und das Wesen dieses Juwels – *blaue beziehungsweise grüne Jade* –, um bewusst mit dem Boden Kontakt aufzunehmen. Diese Form der Erdung hilft Ihnen, sich Ihre Verbundenheit mit der Mutter Erde ins Gedächtnis zu rufen: das Wissen, dass es keine Trennung gibt zwischen dem, wer wir sind, und der Welt, die uns umgibt. Indem wir zielgerichtet mit unseren Füßen über die Erde gehen und dabei das göttliche Weibliche in uns wecken, können wir den Frieden finden, nach dem wir uns so sehr sehnen, indem wir auf das nährende Wesen dieser Lebensenergie zurückgreifen: Gaia. Die meisten von uns gehen herum und spüren keinerlei Kontakt mit der Erde und mit dem, was uns am Leben hält. Indem wir unsere Bewusstheit in unsere Füße verlagern und visualisieren, wie sich unsere Fußsohlen zur Erde hin öffnen, sind wir in der Lage, geerdet durch diese Welt zu gehen.

Jade wird seit Jahrtausenden von den östlichen Kulturen genutzt, die ihre vorteilhaften Eigenschaften zu schätzen wissen. Sie ist im Lauf der Geschichte als Stein des Friedens und der Ruhe bekannt geworden. Der Edelstein eignet sich vortrefflich, um Negativität zu vertreiben, und hat auch eine beruhigende, tröstliche Wirkung. Jade harmoniert gut mit allen Erdelementen.

Große Mystiker betrachteten es schon immer als Ehre, die Füße eines anderen Menschen zu berühren. Einem Meister zu Füßen zu sitzen vermittelt ein Gefühl von innerem Frieden. Über die Füße können wir alles über einen Menschen erfahren, denn alle Nervenenden laufen hier zusammen und bündeln die Weisheit des ganzen Organismus. Wir können alle Systeme des menschlichen Körpers mit Hilfe der Füße öffnen, sämtliche Nervenenden stimulieren und das Gefühl von Ganzheit schaffen, nach dem wir uns sehnen. Die Füße sind heilig und müssen berührt, gehegt und gepflegt werden. Will man jemanden schnell beruhigen, ist es ausreichend, seine Füße liebevoll zu berühren.

💎 Übung 💎
FUSSWÄSCHE

Maria kniete vor der Kreuzigung Jesu zu dessen Füßen und salbte sie mit Öl als Akt der Demut und als Liebesdienst. Das Göttliche im anderen zu erkennen, dieser Liebesdienst, ist ein Segen, den wir mit anderen teilen können. Als Übung für Frieden begehen Sie nun einen Akt der Demut, indem Sie jemandem zu Diensten sind und ihm die Füße waschen. Nehmen Sie sich einen Augenblick Zeit, um die Menschen in Ihrem Leben Revue passieren zu lassen. Wer würde von diesem Dienst am meisten profitieren? Stellen Sie sich vor, wie Sie jemandem zu Füßen sitzen. Wer wäre das? Nehmen Sie sich die Zeit, um mit diesem Menschen zusammen zu sein und diesen Akt der Demut gemeinsam zu erleben.

Wenn Sie Jadesteine besitzen, legen Sie sie in eine Schüssel oder in einen Kübel, damit sich ihre stille Essenz im Wasser lösen kann. Seien Sie ruhig dabei, öffnen Sie Ihr Herz und lassen Sie die Liebesenergie vom Herzen durch die Hände in die Füße der Person vor Ihnen strömen. Während Sie die Füße baden und massieren, wozu Sie Ihren Jadestein verwenden, denken Sie still bei sich: »*Ich bin Frieden*«, und senden diese Energie in die Füße dieses Menschen. Fahren Sie mit diesem Liebesdienst fort, bis Sie sich wegen des Geschenks, das Sie diesem Menschen und sich selbst gemacht haben, vollständig und zufrieden fühlen. Vielleicht haben Sie ja das Bedürfnis, diese Erfahrung in Ihrem Tagebuch festzuhalten. Achten Sie darauf, wie Sie sich gefühlt haben, als Sie Ihr Herz geöffnet haben, um jemanden so bedingungslos zu berühren. Wie hat sich dieser Mensch gefühlt, als er diesen Liebesdienst von Ihnen empfangen hat? Es ist ein schönes Gefühl, jemanden verwöhnt zu haben.

Vertrauen

Vertrauen ist nicht nur ein wesentlicher Bestandteil, wenn es darum geht, seine wahre Natur zu verstehen, sondern bringt uns auch in einen Zustand, der durch Frieden charakterisiert ist. Eines der besten Zeichen für Vertrauen ist unser Körper. Jeder hat einen Körper, den er anfassen und spüren kann. Er ist berührbar und real. Wenn es etwas gibt, das wir ohne Zweifel kennen, dann ist das unser Körper. Er lügt nicht. Wenn wir ihn hegen und pflegen, macht sich das in Form eines fitten, gesunden Körpers bemerkbar. Jeder weiß, wie gut er mit seinem Körper umgeht – wie viel Sport er treibt, welche Nahrungsmittel er zu sich nimmt, wie gut er sich pflegt, welche Substanzen er konsumiert. Man kann seinen Körper leugnen, was ja auch viele Menschen tun, doch wenn wir die Wahrheit unseres Körpers wirklich erfahren wollen, müssen wir die Scheuklappen ablegen und einen ehrlichen Blick auf ihn werfen.

Wer könnte besser wissen, wie sich unsere Körper fühlt, als wir selbst? Wie sollte ein Außenstehender zu sagen vermögen, was für uns am besten ist? Wir leben schließlich schon unser ganzes Leben lang darin. Wie sollte es da möglich sein, dass ein Außenstehender klarer in unseren Organismus hineinschauen kann als wir selbst? Ist das doch der Fall, dann nur, weil wir diesen Menschen dazu ermächtigt haben – aus Angst, selbst die Verantwortung für unser Leben zu übernehmen. Ärzte, Priester, Heiler und Psychotherapeuten gehören einer Berufsgruppe an, die dem Menschen helfen will, damit es ihm besser geht. Viele von ihnen sind hervorragende Fachleute. Dennoch ist es wichtig, dass wir uns selbst ehren, indem wir unseren Körper achten und auf seine Bedürfnisse hören. Nur dann kann uns ein Arzt, ein Heiler oder ein Freund zur Seite stehen und behilflich sein, uns selbst zu heilen.

Man kann sich aber auch der Erde anvertrauen. Wir können

unter unseren Füßen spüren, wie sie uns trägt. Sie ist immer da. Die Erde ist ein solider Untergrund, den man anfassen und spüren kann. Ein Fluss ist immer ein Fluss. Sein Wasserstand kann steigen und fallen, er kann langsam oder mit erheblicher Strömung fließen, aber er wird immer ein Fluss bleiben. Ein Baum wächst aus dem Boden empor. Regen fällt vom Himmel herab. Das Meer ist immer blau. Die meisten Menschen können einen Blick aus der Tür werfen und wissen dann, dass der Boden da ist, wenn sie in ihren Garten hinaustreten oder in den Park gehen. Wenn jemand eine Naturkatastrophe erlebt, entsteht ein gewisses Misstrauen in die Verlässlichkeit der Erde. Erdbeben, Überschwemmungen und Hurrikane sind jedoch der lebendige Herzschlag der Erde – eine Möglichkeit der Natur, das Leben im Gleichgewicht zu halten, ein beständiges Bestreben, die Welt zu harmonisieren und Frieden zu schaffen.

Wie können wir nun aber Vertrauen erlangen? Warum verfügen manche Menschen über die Fähigkeit, Vertrauen zu empfinden, und andere nicht? Was ist im innersten Kern der menschlichen Natur? Sieht man jemandem in die Augen, hat man das Gefühl, diesem Menschen vertrauen zu können oder eben nicht. Dieses Gefühl meint die Fähigkeit, an jemand anderen zu glauben. Weshalb vertrauen wir also einem Menschen, einem anderen jedoch nicht? Manchmal erscheint uns jemand nicht vertrauenswürdig, weil er in der Vergangenheit etwas Bestimmtes getan hat. Das ist verständlich. Aber was ist, wenn Sie einem Unbekannten vorgestellt werden? Dann fühlen Sie sich vielleicht sofort unsicher. Es besteht die Möglichkeit, dass dieser Mensch Sie an jemanden erinnert, der Sie früher einmal verletzt hat – eine Assoziation also. Oder dieser Mensch hat Vertrauen nicht verdient, was Sie intuitiv erspüren. Vielleicht fällt es Ihnen aber auch generell schwer, jemandem zu vertrauen.

Vertrauen ist das Tor zu innerem Frieden. Es gehört mit dazu, wenn man sich in seinem Leben wohlfühlen möchte. Ist ein Mensch in der Lage, Vertrauen zu empfinden, entfaltet sich alles, wie es soll. Weist jemand dieses innere Vertrauen auf, vermag er auch anderen Vertrauen entgegenzubringen sowie dem sich entfaltenden Leben. Natürlich ist es nicht immer einfach, das Leben zu akzeptieren. Mit Vertrauen erkennen wir jedoch das übergeordnete Gesamtbild, und das Leben entfaltet sich genau so, wie es muss.

◆ *Übung* ◆

BARFUSS GEHEN

Wann sind Sie das letzte Mal barfuß gelaufen? Versuchen Sie, in den nächsten Tagen Zeit zu finden, das einmal allein für sich zu tun. Gehen Sie dazu in die freie Natur, ohne die Hektik des Alltags. Lässt sich das nicht realisieren, suchen Sie sich einen hübschen Park, wo Sie der Lärm der Großstadt möglichst nicht stört. Wenn Sie Jadesteine besitzen, tragen Sie sie am Körper oder halten Sie sie in der Hand. Genießen Sie bewusst Ihren Spaziergang und gestatten Sie es Ihren zarten Füßen, die Erde unter sich zu spüren. Verbinden Sie sich mit der Erde, indem Sie Ihre Fußsohlen gedanklich öffnen und dabei visualisieren, wie blau-grüne Energie aus der Erde in Ihren Körper eintritt, während Sie sachte auf der Erde gehen. Versuchen Sie, durch Ihre Füße der Erde zu lauschen. Was möchte sie Ihnen mitteilen? Gestatten Sie Ihrer Energie, mit der Erde zu verschmelzen, so dass ein Energieaustausch stattfinden kann. Fühlen Sie, wie die Mutter Erde Sie nährt und mit ihrer Essenz erfüllt. Geben Sie Ihre Frustrationen und Ihren Stress in die Erde ab, lassen Sie los. Die Erde ist da, um beides von Ihnen aufzunehmen. Danken Sie ihr gleichzeitig, dass sie als Ihr Gefäß fungiert. Was können

Sie von diesem großen lebendigen Wesen lernen? Richten Sie Ihre Aufmerksamkeit darauf, zu innerem Frieden zu finden. Was können Sie tagtäglich tun, damit Sie diese Position auch erreichen? Wie fühlen Sie sich in dem Moment, wenn Sie barfuß gehen?

Verlassen Sie jetzt mental die Natur für einen Augenblick und stellen Sie sich vor, wie Sie in einer hektischen Stadt zwischen Betonbauten und viel Verkehr herumlaufen. Wie fühlt sich Ihr Körper an, wenn Sie durch die Straßen gehen? Fühlen Sie sich erschöpft oder erneuert durch den Spaziergang? In der Stadt bedeuten Verschmutzung, Verkehr und Staus tagtäglich einen Übergriff auf die Natur. Schauen Sie, was Ihnen in Sachen Anpassungsfähigkeit der Natur auffällt und auf welche Weise Sie vielleicht mehr Frieden in Ihren Alltag bringen wollen. Welcher Mittel bedient sich die Natur, um den Zustand des Gleichgewichts aufrechtzuerhalten?

Richten Sie Ihre Aufmerksamkeit nun wieder auf die Natur in Ihrer Umgebung. Gestatten Sie der blau-grünen Energie, innerhalb Ihres Körpers frei zu fließen, und spüren Sie, wie sie sich in Ihrem Körper in Bereichen ausbreitet, die angespannt sind. Während Sie sich bewusst werden, wo Sie Ihre Energie halten oder der Energiefluss blockiert ist, konzentrieren Sie sich auf die Natur um sich. Wie kommt eine Pflanze, ein Fluss oder ein Baum mit dem täglichen Stress zurecht? Geben Sie sich dem Augenblick hin und gestatten Sie der negativen Spannung, aus Ihrem physischen Körper zu entweichen. Seien Sie im natürlichen Rhythmus des Lebens – wie eine Welle, die kommt und geht – und lassen Sie Ihre Spannung los. Gestatten Sie weiterhin der blau-grünen Energie, sich durch Ihren gesamten Körper zu bewegen, bis Sie ein Gefühl von Frieden und innerer Ruhe empfinden.

Während Sie Ihre Fußsohlen für die Energie aus der Erde öffnen, können Sie den Empfindungen unter sich nachspüren –

wie kleine Energieimpulse, welche die Venen sowie das Blut der Erde mit den Venen des menschlichen Körpers verbinden und so Ihre Lebenskraft wiederherstellen. Spüren Sie dieses Tor als eine Öffnung, die Sie – ohne Trennendes – mit der Erde verbindet, so dass Sie sich gemeinsam mit der Erde in harmonischer Einheit bewegen können. Wenn Sie lernen, mit »offenen Füßen« zu gehen, tauschen Sie ständig Lebenskraft mit der Erde aus, wobei Sie den Energiefluss zum Wohle aller nutzen – für den Frieden auf Erden.

◈ *Übung* ◈

KÖRPERBEWUSSTHEIT

Wer seinen Körper kennt, kennt sich selbst. Studieren Sie in den kommenden Wochen Ihre Füße. Welche Form, Größe und Farbe haben sie? Welchen Beitrag leisten Ihre Füße, während Sie Ihren Weg auf Erden beschreiten? Nur zu, stehen Sie auf! Laufen Sie im Zimmer herum, und wenn Sie den nächsten Schritt tun, achten Sie darauf, wie Sie durchs Leben gehen. Setzen Sie Ihre Füße voll auf dem Erdboden auf? Machen Sie den Schritt mit dem gesamten Fuß oder eher mit der Innen- oder Außenkante? Ist Ihr Gewicht auf beiden Seiten gleichmäßig verteilt? Beobachten Sie einfach nur. Nehmen Sie sich noch einen Moment Zeit, um sich Ihrer Füße bewusst zu werden.

Treiben Sie diese Übung nun noch etwas weiter. Wenn Sie ein paar Minuten erübrigen können, gehen Sie nach draußen und unternehmen Sie einen kurzen Spaziergang. Tun Sie dies mit bewusster Aufmerksamkeit, indem Sie darauf achten, wie genau Sie gehen. Was sagt Ihnen Ihr Gang? Wie schnell gehen Sie? Bewegen Sie sich synchron im Fluss Ihres Lebens? Ist Ihnen die Geschwindigkeit in diesem Moment dienlich? Vielleicht müssen Sie ja schneller gehen oder auch ein bisschen langsamer machen? Nehmen Sie sich Zeit, um die Art, wie Sie über diesen Planeten gehen, Revue passieren zu lassen. Begreifen Sie das Ergebnis als Anzeiger für Ihre Fähigkeit, Ihre Bedürfnisse wahrzunehmen und Ihre derzeitige Reise durchs Leben selbst zu steuern. Beobachten Sie, ob Sie beim Gehen aus dem Gleichgewicht geraten. Falls ja, richten Sie Ihr Augenmerk auf das, was Sie wirklich brauchen, um wieder ausgewogener und harmonischer zu leben.

Vielleicht müssen Sie ja nächstes Mal bestimmte Bereiche Ihres Körpers vor dem Losgehen dehnen. Fällt Ihnen auf, dass Sie sich auf die Außenkante der Füße fallen lassen, konzentrieren Sie sich auf die Innenseite. Wenn Sie über den großen Zeh gehen und die Füße nach innen drehen, müssen Sie sich vielleicht öffnen, indem Sie sich nach außen wenden, Ihre Energien erweitern und sich mit anderen verbinden. Achten Sie in den nächsten Wochen auf Ihren Gang und beobachten Sie, welche Veränderungen Sie vornehmen können, die Ihnen auf Ihrem Weg dienlich sind. Denken Sie daran, diese Veränderungen in Ihrem Tagebuch festzuhalten, damit Sie im Lauf der Zeit Ihre Fortschritte erkennen können.

Loslassen

Loslassen ist ein wesentlicher Bestandteil, um in einen Zustand des Friedens zu gelangen. Wie der Fuß eine Art Zugang zum menschlichen Körper darstellt, so ist er gleichzeitig auch ein Ausgang. Wir können in unserem Innern keinen Frieden finden, solange wir an etwas festhalten, denn das schneidet uns vom synchronen, göttlichen Fließen des Universums ab.

Loslassen meint den ständigen Weg, Gott zu erkennen und ihm zu vertrauen. Es bezeichnet die andauernde Fähigkeit, den natürlichen Rhythmus sich ereignen zu lassen. Wir können uns das Leben einfach machen, indem wir in diesem Fluss sind, oder wir konfrontieren uns mit Herausforderungen, indem wir an etwas festhalten. Jede Erfahrung, die eine Veränderung beinhaltet, macht es erforderlich loszulassen, ob es sich um eine unglückliche Ehe handelt, einen unbefriedigenden Beruf oder die Suche nach einem spirituellen Weg. Es kann kein Übergang ohne dieses Loslassen stattfinden. Es gilt somit, sich von Altem zu befreien, damit Neues geboren werden kann.

Die Fähigkeit loszulassen ist sowohl eine Gabe als auch eine Schwierigkeit. Mit Gabe ist der Akt des Aufgebens, aber auch der Hingabe gemeint, der uns die Freiheit gibt, unsere göttliche Natur zu erkennen. Sich den Gegebenheiten hinzugeben, versetzt einen in die Lage, Denk- und Handlungsweisen aufzugeben, die uns nur einschränken und uns hinderlich sind. Diese Gabe ist eine große und begnadete Kunst.

Im Prozess des Loslassens entledigen wir uns unserer Verhaftungen und Erwartungen, was uns die Freiheit gibt, das Tor zum Mitgefühl zu öffnen, zu einem tieferen Verständnis, wer wir selbst sind, jedoch auch für die Welt um uns.

Man sollte dabei allerdings bedenken: Es gilt, die Füße offen zu halten und sich in Harmonie mit der Erde zu befinden, wenn wir uns in die Mitte unseres Herzens begeben, wobei wir alles wertschätzen, was es nur gibt. Seien Sie im Frieden. Teilen Sie Ihr Gefühl von innerem Frieden mit der Welt. Meditieren Sie täglich mit dem Ziel, Frieden zu finden, indem Sie sich ständig laut sagen oder still für sich denken: »Ichbin Frieden.« Schöpfen Sie aus diesen Worten für sich ein Gebet, einen Sprechgesang oder ein Lied.

»Ichbin _____ (Ihr Name) *und ichbin Frieden.«*

Geben Sie sich Gelegenheit, in diesem Zustand des Friedens zu sein. Seien Sie Frieden, denken Sie Frieden, empfinden Sie Frieden und leben Sie Frieden an jedem einzelnen Tag Ihres Lebens.

KAPITEL 2

Mitgefühl

Wir leben in einer Welt, in der die Leute wie Roboter durchs Leben gehen – mit verschlossenem Herzen ihren Mitmenschen gegenüber. Wir sind so mit Geldverdienen und der Hektik des Alltags beschäftigt, dass wir vergessen, ein Kind zu trösten, wenn es sich weh getan hat, oder einem alten Menschen zu helfen, der die Straße überqueren möchte. Leben wir in einer Zeit des Mitgefühls? Ist es möglich, dass wir uns von anderen abgeschottet und keine Zeit mehr zum Zuhören haben?
Das **zweite innere Juwel**, das Mitgefühl, befindet sich in der Mitte des Herzens. Die Essenz des Herzens strahlt in der Farbe des *indigoblauen Saphirs* und verleiht uns die Fähigkeit, in unserem Herzen eine Veränderung zu vollziehen. Durch die Herzmitte heilen wir alle Wunden. Es ist unser Herz, durch das wir uns in Vergebung und Großmut üben. Wir begeben uns nun in den Brustbereich hinauf, indem wir die blau-grüne Energie der Füße von der Erde nach oben lenken und es ihr gestatten, im Herzen herumzuwirbeln, wodurch sich dieses Energiezentrum öffnet und der indigoblaue Saphir als Juwel des Mitgefühls zum Strahlen gebracht wird. Ohne ein offenes Herz werden wir nie in der Lage sein, den Paradigmenwechsel zu begrüßen samt dem damit einhergehenden Wandel auf diesem Planeten. Die blau-grüne Farbe steigt von der Erde nach oben, während der indigoblaue Strahl der Transformation vom Himmel herabsinkt; beide vereinen sich dann im Herzen zum Mitgefühl.

Der indigoblaue Saphir weist eine hohe Schwingung auf, die seinem Träger viele Segnungen zuteilwerden lässt. Die indigoblaue Farbe der Transformation verleiht ihm die Fähigkeit, Verwirrung und blockierende Gedanken aus dem Herzen zu fegen und diesen Bereich des Körpers für mehr Liebe und Mitgefühl zu öffnen. Dieses Juwel verleiht uns die Fähigkeit, uns der intuitiven Weisheit des Herzens hinzugeben, was uns dann hilft, bestimmte Denkweisen des Verstands zu entlassen.
Mitgefühl offenbart das Wesen der anderen, indem es unsere Liebe mit enormer Tiefe und Verständnis für sie versieht. Seine göttliche weibliche Natur lässt uns unseren Mitmenschen gegenüber Einfühlungsvermögen an den Tag legen und schafft das verstärkte Bedürfnis, das Einssein alles Existierenden zu verstehen. Mitgefühl reißt Mauern zwischen den Menschen ein und ist ein großartiges Gefäß, um der Vergebung Raum zu geben, indem man sich der Ketten der Vergangenheit entledigt. Es vermittelt Verständnis und Dankbarkeit. Mitgefühl geht über das Gefäß der Liebe hinaus, denn es beinhaltet neben Liebe auch noch Verletzlichkeit. Es vermittelt uns ein Verständnis für die Zerbrechlichkeit der menschlichen Existenz. Durch Mitgefühl werden wir für unsere Umwelt sensibilisiert, wir üben uns in Demut, um Gott in seiner Fülle zu erfahren. Und durch eben diese Demut erfahren wir uns als Geschöpfe Gottes und sind in der Lage, diese göttliche Essenz auch an andere weiterzugeben. Mit Mitgefühl vermögen wir, reine Liebe zu leben, ohne Erwartungen zu hegen oder einem bestimmten Ergebnis anzuhaften. Gott ist Liebe, reine Lebensenergie, die alles zusammenhält. Liebe existiert immer. Denn die Liebe ist groß, sie ist so weitläufig wie die nie endende Strömung, die im Universum ohne Unterlass alles umgibt. Sie ist die Grundlage von allem. Es ist die Liebe, welche die Wunden heilt. Es ist die Liebe, die unser Herz singen lässt. Es ist die Liebe, die der Erde und allen Lebewesen Schönheit verleiht.

Manchmal haben wir Angst und wissen nicht, wie wir die Reinheit der Liebe empfangen sollen. Wir fürchten ihre Essenz. Und genau dann vergessen wir, dass die Liebe stets da ist, und fallen der Täuschung anheim, nicht geliebt zu werden beziehungsweise lieben zu können. Vergessen wir aber zu lieben, sind wir mit unserem Umfeld unzufrieden. Viele Male verbergen wir uns aus Angst vor der Liebe und bauen undurchdringliche Schichten auf, um die Liebe so fernzuhalten. Diese Schichten haben viele Gesichter – Groll, Kontrolle, Ärger und Hass. Was davon an die Oberfläche gelangen kann und sichtbar wird, ist egal. Solange wir in der Lage sind, all diese Gefühle zu empfinden und sie mit der Liebe in unserem Herzen zum Schmelzen zu bringen, öffnen wir die Tür, um göttliche Liebe zu empfangen.

Liebe hat als Resonanzfeld eine hohe Schwingung. Diese Essenz ist in der Lage, Menschen im tiefsten Inneren ihres Wesens zu heilen, insofern sie sich dieser Liebe für wert erachten. Jesus hat als Lehrmeister der Liebe viele Menschen geheilt. Jeder von uns hat die Fähigkeit, zutiefst zu lieben, doch es stellt sich die Frage: Wollen wir das überhaupt? Eine der Herausforderungen unserer Zeit besteht sicher darin, unsere Programmierung als menschliche Roboter aufzulösen und unseren Kopf wieder mit unserem Herzen zu verbinden. Man hat uns überkonditioniert, so dass wir unser Leben gleichsam mit dem Autopiloten führen, ohne Mitgefühl und außer Kontakt mit unserem Herzen.

Tun wir einen Blick mitten ins Herz hinein – gleich einem Schlüssel, der unser Mitgefühl aufsperrt –, können wir besser verstehen, zu welchem Zweck wir überhaupt hier auf Erden sind. Die Mitte des Herzens ist eine wunderschöne Blume, die sich von innen heraus öffnet und wie ein Wasserfall an Gefühlen überfließt. Mit offenem Herzen vermögen wir Berge zu versetzen. Ist das Herz verschlossen, der Welt gegenüber abgeschottet oder voller Furcht, halten wir unsere Energien zurück, so dass wir letztlich implodieren und unsere Liebe ersticken – die vielen Herzbeschwerden in unserer modernen Zeit zeugen davon.

Mitgefühl ist ein Kompass für unsere Leidenschaft. Von der Leidenschaft, dem fünften innerem Juwel, wird im Kapitel fünf noch die Rede sein, doch soll sie an dieser Stelle bereits als Produkt eines reinen Herzens Erwähnung finden. Mitgefühl überwacht den Energiefluss im menschlichen Körper. Ist das Herz nämlich offen und voller Mitgefühl, sind wir aufgrund der Gegenwärtigkeit Gottes zu großartigen Heldentaten fähig. In ihrer reinen Form ist die Liebe bar jeglicher falschen Erwartungen oder falschen Vorstellungen; sie ist unbefleckt. Darin besteht das neue Paradigma: unser männliches Selbst und die nährende weibliche Natur zu verbinden, die wir zu diesem Zeitpunkt ausprägen. Ihre empfängliche Qualität kann ein Behältnis für ein Mehr an Mitgefühl sein, so dass ein komfortables Gefäß entsteht, aus dem Wachstum dann möglich wird.

Indem wir das innere Juwel des Mitgefühls zum Strahlen bringen, empfangen wir den göttlichen Funken als Segen, ein Geschenk Gottes. Aus dieser Position in unserem Herzen heraus zu leben ist unsere wahre Aufgabe. Wir müssen nichts tun oder sein, nur lieben und Mitgefühl haben – uns ein offenes Herz bewahren und es mit den Menschen in unserem Leben teilen. Allein zu lernen, wie man sich auf seinem Weg auf Erden sein Mitgefühl lebendig erhält, ist schon ein unglaubliches Geschenk, das wir dieser Welt machen.

Sicher gibt es Zeiten, da wir aus dem Zustand des Mitgefühls kippen und alten Überzeugungen oder den uns umgebenden Energien anhaften. Dies ist der natürliche Zustand der menschlichen Existenz. Schenken Sie solchen Zeiten Aufmerksamkeit, ohne sie jedoch zu bewerten. Vergangenes Leid, Groll und Ärger wegen irgendwelcher Handlungsweisen – oder weil sie unterblieben sind –, lassen uns in Angst verharren. Dieses »Gepäck«

macht es uns dann schwer, uns vorwärts auf einen Zustand des Einsseins zuzubewegen.

Es ist wichtig in Erinnerung zu behalten, dass wir nie versuchen sollten, jemand auf unserem Weg mitzuziehen. Wenn wir unser Herz öffnen und diese Urquelle der Liebe und des Mitgefühls spüren, möchten wir diese Empfindung oft mit anderen teilen, und zwar vor allem, wenn wir zutiefst berührt sind. Aber wir sollten diese Segnung lieber zuerst für uns behalten. Sind wir zu schnell bei der Hand, sie weiterzugeben, kann sie sich bei uns nicht ausreichend verankern.

Seien Sie sich selbst treu. Folgen Sie Ihrem Herzen. Lassen Sie all diejenigen mitkommen, die von diesem Ruf ebenfalls erfüllt werden, doch versuchen Sie nie, andere mitzuziehen. Lassen Sie Ihre Mitmenschen eigene Entscheidungen treffen.

Wir sollten nicht den Fehler begehen und unsere Werte oder unseren Lebensstil anderen aufzudrängen. Es kann sehr leidvoll und energetisch anstrengend sein, Menschen zum Mitkommen aufzufordern, wenn sie nicht bereit dazu sind. Lassen Sie diese Leute los, lassen Sie sie ihren eigenen Entscheidungen gemäß leben. Verhalten wir uns so, gewinnen wir in unserem eigenen Leben erheblich mehr Freiraum. Es ist sinnvoller, stattdessen eine Übung einzubringen, nämlich zu vergeben und auf diese Weise die Vergangenheit loszulassen. Wir gestatten uns so, ein klares Gefäß der Liebe zu sein, indem wir uns Raum schaffen, um ein erfüllteres Leben zu führen.

Vergebung

Vergebung öffnet ein Tor, um sich selbst zu lieben. Es meint die Fähigkeit, zu den emotionalen Narben der Vergangenheit Zugang zu finden und sie loszulassen. Viele von uns kommen nicht über die Verletzungen hinweg, die andere ihnen zugefügt haben. Jeden Tag halten Menschen an alten Wunden und vergangenem Leid fest, als ließe sich daran noch etwas ändern. Doch in Wirklichkeit ist das überhaupt nicht möglich. Der Energieaufwand, den es bedeutet, diese Bürde und diese emotionalen Narben mitzuschleppen, ließe sich besser anderweitig nutzen. Wenn wir eben diese Energie auf etwas richten würden, das wir lieben oder das uns wirklich Freude bereitet, könnten wir glücklich sein und hätten die Freiheit, diese Freude in unserem Herzen mit anderen zu teilen.

Es kann schwierig sein, Vorwürfe, Schuldzuweisungen oder Groll mit Hilfe des Verstands loszulassen. So oft haften wir der Überlegung an, wer damals recht oder unrecht hatte. Es geht jedoch nicht darum, jemandem Vorwürfe zu machen oder ihn zu verurteilen, weil er etwas Unrechtes getan hat. Sobald wir uns der Verletzungen, der Verwirrung oder des Ärgers Schicht um Schicht entledigen, stoßen wir auf das eigentliche Thema: Wir fühlen uns nicht geliebt, haben den Eindruck, dass man uns zurückweist, oder meinen, dass an Liebe stets bestimmte Erwartungen geknüpft sind, die wir zuerst erfüllen müssen. Es gilt also, unser Herz zu öffnen, damit wir alle Bestandteile unseres Seins annehmen und es somit der Liebe überlassen können, unsere Wunden zu heilen.

Bevor wir uns in Vergebung üben können, müssen wir die Wunde oder unser Unwohlsein spüren. Diese brutale Emotion ist ein Segen des Herzens. Wenn jemand das Gefühl hat, betrogen, zurückgewiesen oder verletzt worden zu sein, ist es notwendig, dieser Wunde zuerst Aufmerksamkeit zu schenken, damit er sie dann mit Hilfe der Vergebung loslassen kann. Wir müssen die Heftigkeit dieses Gefühls auf der Zellebene spüren, bis tief in unsere Knochen hinein, um sie als segensreich zu erfahren. Nur wenn das eintritt, hat Vergebung wirklich Sinn.

Vergebung ist eine spirituelle Praxis. Wir empfangen sie durch die Liebe Gottes. Der Akt des Vergebens lässt sich nicht einfach bewerkstelligen oder gar erzwingen. Es geht darum, sich Gott anzuvertrauen, sich ihm hinzugeben und das Göttliche durch uns fließen zu lassen. Mit Hilfe der Vergebung vermögen wir Gott zu erkennen, denn wir stoßen auf diese Weise ein Tor zu einer intimen Verbindung mit uns selbst auf; je besser wir in der Lage sind, in uns zu blicken, desto größer ist unsere Fähigkeit, Gott in uns zu erkennen – was schließlich unsere spirituelle Aufgabe ist.

◈ *Übung* ◈

EIN OFFENES HERZ

Nehmen Sie sich einige Augenblicke Zeit, um Ihren Verstand zur Ruhe zu bringen. Schauen Sie einfach unbeteiligt zu, wie Ihre Gedanken vorbeiziehen, ohne einen davon festhalten zu wollen. Setzen Sie sich bequem in einen Sessel oder auf den Boden und atmen Sie mehrere Minuten lang ein und aus. Wenn Sie einen blauen Saphir haben, halten Sie ihn in der Hand oder legen Sie ihn sich auf Ihr Herz. Stellen Sie sich vor, dass ein Ihnen lieber Mensch neben Ihnen sitzt oder steht. Es ist jemand, den Sie von Herzen gern haben, eine Person, die Ihnen große Freude bereitet. Betrachten Sie diesen Menschen als Ihren Engel, der gekommen ist, um Ihnen zu helfen, durch die Liebe, die Sie für diese Person empfinden, Ihr Herz zu öffnen. Nehmen Sie sich ein paar Minuten Zeit, um die Anwesenheit dieses Menschen zu spüren. Wenn Sie spüren, wie sich Ihr Herz öffnet, lassen Sie sich in einem Akt der Hingabe in die Arme nehmen und gestatten Sie sich, die Liebe dieses Menschen als Stütze zu empfinden. Erlauben Sie es Ihrem Körpergewicht ganz leicht zu werden, während Sie diese tiefe Liebe fühlen, wobei Sie sich mit jedem Atemzug immer mehr entspannen. Lassen Sie einfach los ohne das Gefühl, diese Übung beschleunigen oder irgendwie vorantreiben zu müssen.

Nehmen Sie sich die nötige Zeit für diesen Prozess der Hingabe, wobei Sie weiterhin auf Ihre Gedanken achten, die über Ihren inneren Bildschirm ziehen, um dann zu entschwinden. Beobachten Sie, welche Gedanken Sie gern festhalten möchten, und atmen Sie dann in diese Gedanken hinein, wobei Sie mit jedem Atemzug und Ihrer Bereitschaft loszulassen, Ihren Körper hingeben.

Wenn Sie das Gefühl haben, dass nichts mehr vorhanden ist, das sich noch hingeben ließe, lassen Sie ohne Zwang noch ein bisschen mehr los. Halten Sie inne, kurz bevor Sie Ihre Grenze erreichen, um die Vorzüge dieses tiefen Akts der Hingabe zu genießen.

Lenken Sie Ihre Aufmerksamkeit nun auf Ihr Herz. Hören Sie auf Ihren Herzschlag. Was genau vernehmen Sie? Spüren Sie, wie sich Ihr Blut bewegt, während es durch Ihr Herz strömt. Seien Sie ruhig und hören Sie genau hin. Spüren Sie, wie Sie sich ausdehnen, wenn Sie Ihr inneres Mitgefühl erwecken. Nehmen Sie sich ein paar Augenblicke Zeit, um einfach nur zu sein. Machen Sie drei Minuten lang gar nichts und achten Sie darauf, wie sich das anfühlt. Legen Sie nun Ihre Hand und den Indigostein auf Ihr Herz und empfangen Sie das Mitgefühl, das gegenwärtig ist. Sobald Sie das Gefühl haben, auf Ihr Herz ausgerichtet zu sein, sprechen Sie sanft die Worte:

»Ichbin Gefühl und empfange mein Mitgefühl.«

Und dann gestatten Sie es sich, dieses Mitgefühl tief im Zellgedächtnis Ihres Körpers zu empfangen.

Sobald Sie so weit sind, machen Sie eine Bestandsaufnahme von Ihrem Leben und schauen Sie, ob Sie etwas getan haben, das anderen Schaden zugefügt hat. Nehmen Sie sich einen Augenblick Zeit, um diese Gedanken und Gefühle auf einen Zettel zu schreiben, und gestatten Sie sich, alles zu fühlen, was in Ihnen aufsteigt.

Hören Sie weiterhin auf Ihr Herz. Sehen Sie, ob es jemanden gibt, der Ihnen Schaden zugefügt hat, und schreiben Sie diese Gedanken in Ihr Tagebuch. Hören Sie einfach auf das, was in Ihnen aufsteigt, ohne ein Urteil zu fällen. Wenn es sich um eine Person handelt, beschreiben Sie sie mit einigen kurzen Worten. Zum Beispiel: Er oder sie ist gemein, übt über andere Kontrolle aus und hat Angst. Betrachten Sie diesen Menschen jetzt als Ihren Lehrmeister. Er ist gekommen, um Ihnen aus irgendeinem Grund eine Botschaft zu übermitteln. Vielleicht mussten Sie ja mit einem Anteil Ihrer Persönlichkeit in Kontakt kommen, der Ihnen nicht gefällt, und Sie haben diesen Menschen angezogen, um Ihnen behilflich zu sein, die versteckten Winkel Ihrer Seele zu erkennen, die sich danach sehnen, geliebt zu werden. Vielleicht haben Sie ein schlechtes Selbstwertgefühl oder meinen, Liebe nicht verdient zu haben, und dieser Mensch ist nun aufgetaucht, um Ihnen zu helfen, damit Sie sich wieder lieben können.

Versuchen Sie nun, über Ihre Kuschelzone hinauszugehen und der Choreographie Ihres Lebens zu vertrauen. Gestatten Sie sich, diese Gefühle tief im Zellgedächtnis Ihrer Knochen zu empfinden. Empfangen Sie diese wahren Segnungen, indem Sie mit Ihrem Gefühl im Hier und Jetzt sind und ihm einen gewissen Freiraum gewähren.

Was haben Sie aus dieser Erfahrung gelernt? Was hat dieser Mensch Ihnen gezeigt? War es Ihr Bedürfnis, ein kritisches Urteilsvermögen an den Tag zu legen und Menschen, die auf Zwietracht aus waren, ein Nein entgegenzuhalten? Oder war es Ihnen ein Bedürfnis oder eine Sehnsucht, mit einem Aspekt Ihrer Persönlichkeit Mitgefühl zu haben? Wenn Sie fertig sind, stellen Sie sich vor einen Spiegel. Falls sich keiner in der Nähe befindet, stellen Sie ihn sich einfach vor. Was sehen Sie? Wie beurteilen Sie sich selbst? Schauen Sie der Person in die Augen, die Ihnen Schaden zugefügt hat, und transformieren Sie, was Ihnen an dieser Person bewusst auffällt, auf sich selbst. Schauen Sie zum Beispiel Ihren Exfreund George an, einen sehr ärgerlichen und verletzenden Mann. Nehmen Sie dann diese Eigenschaften und verändern Sie sie zu einer Selbstaussage, nämlich: »*Ich bin ärgerlich*«, »*Ich bin verletzend*«, etc.

Blicken Sie tief nach innen und gehen Sie alle Aspekte Ihres Wesens durch. Gibt es in Ihnen einen entsprechenden Wesenszug – beispielsweise ärgerlich zu sein? Oder einen Anteil, der geliebt werden will? Wenn Sie tief in Ihrem Inneren suchen und zu dem Schluss kommen, dass das für Sie nicht zutrifft, dann müssen Sie vielleicht nur lernen, wie man nein sagt, oder in Ihrem Leben ein kritischeres Urteilsvermögen an den Tag legen. Und wenn Sie noch immer nichts Wahres an der Sache finden können, dann handelt es sich vielleicht um Karma und Sie klären einen Zeitpunkt, als Sie selbst einmal jemandem Schaden zugefügt haben.

Sobald Sie diese Aufgabe erledigt haben, bitten Sie um Vergebung – die Fähigkeit, sich selbst wie auch anderen zu verzeihen. Denken Sie an die Übung »Ein offenes Herz« und bringen Sie sich wieder in diesen Zustand des Mitgefühls. Spüren Sie das Mitgefühl in Ihrem Herzen. Wenn Sie fertig sind, sagen Sie laut und aus vollem Herzen:

»*Ich vergebe*_____ (Name eines anderen Menschen) *wie auch mir selbst.*«

Stellen Sie sicher, dass Sie auch wirklich beide Beteiligten ansprechen, denn es handelt sich um einen Kreis; es waren schließlich zwei Personen beteiligt. Viele Menschen vergeben anderen, vergessen jedoch, auch sich selbst zu vergeben. Es ist jedoch wichtig, seinen eigenen Anteil an einem Vorkommnis loszulassen. Halten Sie nicht daran fest. Wenn Sie das Gefühl haben, dass Sie Ihr eigenes Verhalten wie auch das Ihres Gegenübers aufrichtig losgelassen haben, machen Sie sich klar, dass dies durch Ihren Willen, sich hinzugeben und Ihr Herz zu öffnen, ermöglicht wurde. Vielleicht haben Sie ja das Gefühl, diesen Vorgang mehrmals wiederholen zu wollen. Immer wenn Sie spüren, dass sich bei Ihnen und der jeweiligen Person Spannungen aufbauen, denken Sie an diese Übung und nehmen Sie sich ein paar Minuten Zeit, um Ihr Herz zu öffnen und zu vergeben.

Dankbarkeit

Dankbarkeit ist ein wesentlicher Bestandteil, wenn wir ein tieferes Mitgefühl erlangen wollen. Dankbarkeit meint den Segen, etwas wirklich würdigen zu können. Ohne Dankbarkeit erscheint das Leben bitter und leer. Denken wir daran, uns für das, was wir haben, auch zu bedanken, öffnen wir unser Herz auf ganz natürliche Weise. Und in einem weiten Herzen ist Liebe in Fülle vorhanden. Es gibt keine Grenzen. Mit Hilfe der Liebe in unserem Herzen sind wir in der Lage zu verstehen, alles zu würdigen, was wir haben, und in unserem Alltag Fülle zu erfahren.

Es gibt jeden Augenblick etwas, wofür man dankbar sein kann. Wenn wir nicht schätzen, was wir haben, wieso sollten wir dann mehr erhalten? Geben und Nehmen ist ein Kreislauf. Was wir geben, bekommen wir auch. Es ist das Geben, die Wertschätzung des bereits Vorhandenen, das dann eine Anziehungskraft schafft, damit der Kreis sich schließt. Was wir geben, kommt zu uns in irgendeiner Weise zurück. Geben wir Liebe, bekommen wir auch Liebe zurück. Und wenn wir andere schätzen und respektieren, werden auch wir von anderen geschätzt und respektiert.

Dankbarkeit bedeutet eine unmittelbare Zwiesprache mit Gott. Diese Praxis, Dank zu sagen, sorgt für eine Zunahme an Energie und vertieft folglich unser Verbundensein mit dem großen Ganzen. Üben wir uns in Dankbarkeit, ist es wichtig, das auf gefühlvolle Weise zu tun. Wenn Sie jemandem einen Brief schreiben, weil Sie sich dazu verpflichtet fühlen, anstatt aus ganzem Herzen heraus, wird sich dieser Brief leer anfühlen. Nur den Mund aufzumachen und Unmengen Wörter über die Lippen sprudeln zu lassen zeigt wenig Wirkung. Wenn wir jedoch unser Herz öffnen, unsere Liebe empfinden und dann aus dieser Position heraus unseren Dank aussprechen, ist der Lohn enorm. Es ist diese tiefe Wertschätzung, die es uns gestattet, die Herrlichkeit des Menschen und die Schönheit der Welt zu verstehen.

Mitgefühl beinhaltet viele Aspekte. Üben wir uns in Vergebung und Dankbarkeit, vertieft sich unser Verständnis für die Menschen und alles andere sonst. Wir gelangen so in einen Zustand der Demut, eine wahre Segnung, die aus dem Herzen kommt. Denn Mitgefühl hält uns alle zusammen und sorgt für eine herzliche Verbindung mit allem Existierenden. Diese empfängliche, intuitive Qualität erinnert uns daran, stets ein offenes Herz zu haben und die Gegenwärtigkeit unserer Liebe zu empfinden, indem wir unser Mitgefühl vertiefen. Mit einem offenen Herzen gelingt es uns besser, uns als geistige Wesen zu verwirklichen, denn wir vermögen uns dann als zu einem Körper gewordener Geist zu begreifen.

KAPITEL 3

Geist

Was wäre der Körper ohne den Geist? Was wäre, wenn wir unseren Körper nur als eine Ansammlung von Knochen und Fleisch ohne jeglichen Sinn und Zweck betrachten würden? Ist es möglich, dass der geistige Aspekt des Selbst uns den Sinn des Daseins liefert? Viele Menschen verbringen ihr ganzes Leben damit, Gott außerhalb der eigenen Person zu suchen. Aber was wäre, wenn sie ihr »Gottesselbst«, den ihnen innewohnenden Geist erwecken würden?

Das **dritte innere Juwel**, der Geist, befindet sich in den Knien. Indem wir als Farbe einen *Regenbogenopal* verwenden, um unsere Knie zu umhüllen, erwecken wir das Wissen, dass wir Körper gewordener Geist sind, wenn wir hier auf Erden unseren Weg gehen. Der Fluss der *neun inneren Juwelen* bedeutet, dass sich die Energie aus unserem Herzen des Mitgefühls in unsere Knie bewegt und ihnen mit Hilfe des schillernden Regenbogenopals zu dem Wissen verhilft, dass wir zu Materie gewordener Geist sind. Als Geist begreifen wir unseren göttlichen Wesenskern, das umfassendere Verständnis, dass alles Existierende eins ist.

Die feurig schillernde Farbe des Regenbogenopals entfacht unser höchstes geistiges Selbst. Dieses Juwel kann uns dienen, eine Brücke zu unserem multidimensionalen Wesen zu bauen, und uns helfen, mit vollem Bewusstsein auf Erden zu leben und unseren Lichtkörper einzubringen. Je besser wir in der Lage sind, dieses Licht auszustrahlen, desto mehr verringert sich die Dichte unseres physischen Körpers, indem er seine Verhaftung in vergangenen Traumata und altem Leid entlässt. Die durchscheinende Qualität des Opals hilft uns, das kosmische Bewusstsein in unser Leben zu integrieren. Erwecken wir unseren geistigen Körper, sind wir in der Lage, uns zu heilen.

Heilung

Heilung tritt ein, wenn wir uns Gott öffnen und uns den Glauben gestatten, dass immer und ewiglich für uns gesorgt sein wird. Unwohl-sein befällt den physischen Körper, sobald wir im Ungleichgewicht oder nicht mit uns zufrieden sind. Dieses Unwohlsein kann emotionaler, geistiger, mentaler oder körperlicher Natur sein. Es beginnt oft mit einer negativen Denkweise, die dann das emotionale Ungleichgewicht bedingt, das sich schließlich im Körper manifestiert. Negatives Denken wirkt wie ein Dorn auf unseren Geist, der Löcher in unserer Aura hinterlässt. Als Aura wird das Energiefeld bezeichnet, das den physischen Körper umgibt. Ist das Aurafeld verformt oder löchrig, verlieren wir Energie, so dass die Energie und die Gedanken anderer in uns eindringen können. In diesem Zustand fehlt es uns an Ganzheit.

Wir haben in unserem physischen Körper ein emotionales Trauma. Erst wenn wir fähig sind, mit unseren tiefsitzenden Emotionen in Kontakt zu kommen, vermögen wir unseren Körper zu heilen. Öffnen wir ein Tor zu einer stärkeren Vertrautheit mit uns selbst, können wir Verletzungen aus der Vergangenheit loslassen. Es ist wichtig, unser Leben Revue passieren zu lassen und die Traumata ans Licht zu bringen, damit wir sie zu heilen vermögen. Damit ist nicht gemeint, an einer traumatischen Erfahrung oder Notlage festzuhalten, sondern nur, unsere Aufmerksamkeit darauf zu richten. Je nach dem Ausmaß der traumatischen Erfahrung kann es hilfreich sein, einen Fachmann zu Rate zu ziehen, der dann das Trauma oder die damit einhergehenden Verhaltensmuster freisetzt.

Manchmal bringen wir eine Erfahrung aus einem früheren Leben in unser derzeitiges Dasein ein. Ob es sich um eine ungelöste Beziehung, ein DNA-Muster aus dem Erbgut der Familie oder um ein Trauma handelt – wir vermögen all das zu heilen, indem wir entsprechend Licht darauf werfen. Unsere Seele stirbt nicht nach unserem physischen Tod. Sie trägt bis zu unserer Vollendung die Erinnerungen unserer sämtlichen Leben in sich. All diese Erfahrungen schaffen in Verbindung mit unserem derzeitigen Leben unseren Glauben an Gott und das Göttliche. Werfen wir einen Blick auf unsere religiöse Erziehung, können wir unseren Glauben besser verstehen.

Manchmal haben wir eine übernatürliche Verbindung zu jemandem, die bewirkt, dass wir in dieser Beziehung feststecken; sie hindert uns an einer reinen Verbindung zur göttlichen Quelle. Möglicherweise handelt es sich um eine unvollendete Beziehung aus einem anderen Leben. Vielleicht wurde sie auch in diesem Leben erst begonnen. Jedenfalls müssen wir diese hinderliche Verbindung loslassen, um als geistige Wesen ganzheitlich unseren Weg auf dieser Erde zu gehen.

Unseren physischen Körper zu hegen und zu pflegen ist für unser Wohlbefinden überaus wichtig. Sport und Fitness sorgen für einen gesunden Körper. Wir bauen wegen unserer hektischen Lebensweise oft enormen Stress und Spannungen auf. Jeder braucht irgendeine Möglichkeit, um »Dampf abzulassen«. Unsere Essgewohnheiten sind ebenso wichtig. Was wir unserem Körper zuführen, wirkt sich auch auf anderen Ebenen auf uns aus. Deswegen müssen wir nicht zu Gesundheitsaposteln werden. Wir können einfach nur unsere Aufmerksamkeit auf die Nahrungsmittel lenken, die wir zu uns nehmen. *Essen Sie*

bewusst. Viele Amerikaner und Europäer haben Übergewicht, weil sie eine innere Leere füllen und sich auch nicht die Zeit nehmen, sich ordentlich hinzusetzen und bewusst zu essen. Es scheint so viel einfacher zu sein, sich einfach nebenbei etwas zwischen die Zähne zu schieben. Wir haben unseren Lebensmitteln durch Konservierungsstoffe den Nährwert entzogen und füllen uns jetzt den Bauch mit Zucker, weißem Mehl, Kaffee und Alkohol. Werfen wir einen Blick auf die Energie dieser Substanzen, so stellen wir fest, dass sie sich nicht aufladen lassen. Verwenden wir ein Pendel oder eine Wünschelrute, zeigt es sich, dass keine Lebensenergie oder Mana darin enthalten ist. Drogen und Alkohol sorgen für Löcher im Aurafeld. Wenn wir uns gelegentlich ein Glas Wein oder Bier genehmigen, ist dagegen nichts einzuwenden. Wird Alkohol jedoch im Übermaß konsumiert, bewirkt er Risse im Aurafeld und macht uns offen für negatives Denken oder dunkle Mächte. Drogen wirken sich auf unseren Körper in verschiedener Hinsicht aus. Exzessiver Konsum von Marihuana oder von Antidepressiva jeder Art macht uns antriebslos und stört unsere Verbindung mit der göttlichen Quelle. Kokain oder Aufputschmittel lassen das Nervensystem Amok laufen, was einen Kurzschluss im Meldesystem des menschlichen Körpers bedeutet.
Alles, was wir unserem Körper zuführen, hat eine Auswirkung auf uns. Unser Denken, Traumata, Essen, Drogen und Alkohol schaffen, was wir sind. Füllen wir den Körper mit positiven Einflüssen, unterstützen wir uns als geistige Wesen.
Führen wir uns weiterhin negative Inhalte in Form von Gedanken oder minderwertigen Nahrungsmitteln zu, können wir nicht in Ganzheit leben. Aber vielleicht ist es ja erforderlich, diese Erfahrung eine Weile zu machen, damit wir unseren Sinn und Zweck hier auf Erden schließlich besser verstehen lernen. Manchmal bringen wir ein Verhaltensmuster aus einem anderen Leben mit, das wir begreifen müssen und das sich als Krank-

heit manifestiert. Wir schaffen uns dieses Unwohlsein, damit es uns hilft, zu unserem Gottesselbst zurückzufinden. Können wir Krankheit in einem spirituellen Kontext betrachten - egal welchen Ursprungs -, vermögen wir das große Mysterium zu verstehen, das stets am Werke ist, um uns zu zeigen, wo genau wir in der Entwicklung unseres Geistes gerade stehen.

Die Knie sind die geistigen Tore zu unserem Körper. Sie geben uns die Flexibilität auf unserem Weg durchs Leben. Sie sind ein Integrationspunkt für den Körper und ermöglichen es uns, uns zu drehen und zu bewegen. Die Knie verfügen über die Fähigkeit, einen Fall abzufangen oder ein Schlagloch in der Straße abzufedern. Die Knie gestatten uns, gestreckt dazustehen und uns gen Himmel zu recken; oder sie bringen uns auf den Boden der Tatsachen zurück, um uns zu erden. Sie regulieren die unterschiedlichen Abstände zwischen Himmel und Erde und integrieren unseren Geist in unseren physischen Körper. Eben diese Beweglichkeit macht es uns möglich, als geistige Wesen in unserem menschlichen Körper zu existieren.

⬥ *Übung* ⬥

GEHEN

Unternehmen Sie einen Spaziergang und achten Sie beim Gehen auf Ihren Körper. Besitzen Sie einen Opal oder einen lichtdurchlässigen Stein, nehmen Sie ihn mit. Der Körper ist der äußere Ausdruck Ihres Lebens. Die Flexibilität Ihres Körpers ist ein Anzeichen dafür, wie es um die Beweglichkeit in Ihrem Leben bestellt ist. Gestatten Sie es sich beim Gehen, sich frei in Ihrem Körper wie auch auf der Erde zu bewegen. Gehen Sie nun also los und bewegen Sie Ihren Körper wie gewöhnlich. Atmen Sie tief und gestatten Sie Ihrem Atem, Ihre Lungen zu füllen. Je mehr Luft Sie in Ihre Lungen strömen lassen, desto größer ist die Kapazität, die Ihnen im Leben zur Verfügung steht. Alles in der Welt ist miteinander verbunden.

Versuchen Sie, sich nach vorn zu beugen. Wie biegsam ist Ihr Körper? Ist es Ihnen nicht möglich, sich nach vorn zu beugen, könnten Sie daran arbeiten, Ihren Rücken und Ihre Beine zu dehnen, das Stützsystem Ihres Körpers. Das gestattet Ihnen, ein Gefühl von Unterstützung zu empfinden, und vermittelt Ihnen Sicherheit sich selbst gegenüber sowie in Ihrem Leben. Strecken Sie Ihre Arme aus und umarmen Sie das Leben, wobei Sie sich von jeglichen Einschränkungen befreien, die Sie abhalten, diese Freiheit in Ihrem Geist zu empfinden.

Gestatten Sie sich, sich zu dehnen und zu wachsen, und beobachten Sie, wie auch der Spielraum in Ihrem Leben größer wird. Die Flexibilität nach hinten erlaubt es Ihnen, einen Blick auf Ihr Leben zurückzuwerfen und zu sehen, wie weit Sie gekommen sind. Die Mobilität nach vorn verleiht Ihnen den Schwung, eine Vorwärtsbewegung auf Ihre Ziele in Angriff zu nehmen. Gestatten Sie Ihrem Geist, sich auf eine Weise zu bewegen, die Sie mit dem Gefühl verbindet, Teil eines Ganzen zu sein, das größer ist als das Selbst. Werden Sie sich Ihres Einsseins mit der Lebensenergie bewusst, die allem Existierenden innewohnt. Lassen Sie Ihren Geist sich über das Selbst hinausbewegen. Das hilft Ihnen, die Bewusstheit Ihres Wesens als Geist zu entwickeln. Bewegen Sie sich wie erforderlich, damit Sie dieses Tor in Ihren Knien öffnen können, denn Sie sind aufgerufen, Ihr höheres Selbst zu erwecken und Ihren Beitrag zu einer Bewusstseinsveränderung auf diesem Planeten zu leisten.

Die Chance der einmaligen Gelegenheit

Auf dem Weg durchs Leben scheinen sich uns immer wieder einmalige Gelegenheiten zu bieten – wie Fenster, die sich plötzlich als Chance öffnen. Diese Fenster sind Tore, die sich zu Orten der Manifestation hin auftun, wenn unsere Absicht mit einem alchemistischen Moment in Einklang kommt. An diesem Punkt der Integration tritt eine energetische Expansion ein, so dass sich eine einmalige Gelegenheit wie ein Fenster auftut.

Auf unserer Reise durchs Leben bekommen wir viele Chancen, die uns unserem Sinn und Daseinszweck näherbringen oder uns weiter davon entfernen. Oft streben wir nach etwas oder haben das Gefühl, dass wir bereit sind, eine kritische Veränderung in unserem Leben vorzunehmen, doch dann, wenn es die Schwelle zu überschreiten gilt, vergessen wir, den Schritt auch wirklich zu tun. Manchmal ist uns auch die Natur dieser göttlichen Momente nicht klar. Wir können uns fragen: »Ist das wirklich so eine einmalige Gelegenheit oder womöglich bloß mal wieder so ein Test?« Tests stellen sich ein, wenn wir darum bitten, etwas zu bekommen, jedoch eigentlich noch gar nicht bereit dafür sind. Stattdessen werden wir dann mit verschiedenen Tests konfrontiert, damit wir verstehen, worum es überhaupt geht.

Wie reagiert man nun aber auf einen solchen Moment der Synchronizität, der uns wie ein schicksalhaftes Zeichen erscheint? Sind wir in der Lage, mit dergleichen überhaupt umzugehen? Sind wir bereit, darauf einzugehen und zu empfangen, worum wir gebeten haben? Möchten wir die Veränderung vollziehen, indem wir durch das Tor ins Unbekannte treten? Sehr oft gelingt es uns nicht, diese Momente zu erkennen, wenn sie sich auftun. Doch wir wollen solche einmaligen Gelegenheiten mit offenen Armen begrüßen. Wir wollen diese Augenblicke göttlicher Synchronizität im Leben spüren und sie ergreifen. Was

haben wir schon zu verlieren? Wenn wir bekommen, worum wir bitten, können sich weitere Chancen aufgrund des Gesetzes der Anziehungskraft für uns eröffnen.
Wichtig ist allerdings, bei unserer Bitte Klarheit walten zu lassen. Manchmal bitten wir unbewusst um etwas, das aufgrund ungelöster im Körper gespeicherter Traumata oder Muster schmerzlich sein kann. Das Gesetz der Anziehungskraft funktioniert genauso. In Kapitel sechs wollen wir dann auch einen Blick auf die Beziehungen werfen, die wir anziehen.

Ichbin

Die Macht der Worte lässt sich einsetzen, um unseren physischen und geistigen Körper in Einklang zu bringen. Jesus machte sich oft die Macht von »Ichbin« in der Bibel zu Nutze. Die Phrase, die Gott an Moses richtete – »Ich bin, der ich bin« – wurde beim brennenden Dornbusch gesprochen. Und Jesus sagte: »Ich bin der Weg, die Wahrheit und das Leben.« Als Jesus am Kreuz starb, sagte er: »Ich bin eins mit Gott.« Diese Worte sind die Macht der Manifestation. Egal was wir glauben zu sein, wir sind. Indem wir die Macht von Ichbin nutzen, können wir alles schaffen, mit dem wir in Körper, Verstand und Geist in völligem Einklang stehen.
Es ist wichtig, diese Worte verantwortungsbewusst zu verwenden, weil sie uns unserer göttlichen Natur zuführen.
Ichbin weist eine Resonanzfrequenz auf, welche die Fähigkeit in uns bestärkt zu schaffen, wer wir sind. Jeder von uns trägt den göttlichen Funken in sich. Wir sind in der Lage, Berge zu versetzen, indem wir uns gestatten, die Macht Gottes in uns und durch uns wirken zu lassen. Das können wir tun, indem wir die Macht dieses Ichbin verstehen, unseren Verstand von Spinnweben säubern und uns von Selbstzweifeln befreien. Das

wiederum gestattet es uns, durch die Macht von Ichbin in der Frequenz der göttlichen Liebe mitzuschwingen.

◈ *Übung* ◈

GEISTIGE INTEGRATION

Nehmen Sie sich einen Augenblick Zeit, um Ihren Körper, Ihren Verstand und Ihren Geist zu entspannen. Nutzen Sie Ihre Atmung, um sich zu lockern. Atmen Sie mehrmals tief in den Bauchbereich, wölben Sie Ihren Bauch beim Einatmen heraus und lassen Sie beim Ausatmen richtig los. Richten Sie Ihre Aufmerksamkeit auf Ihr Gesicht, entspannen Sie Ihren Kopf, Ihre Zunge, Ihren Ober- und Unterkiefer. Berühren Sie nun Ihr Gesicht. Lockern Sie Ihre Kiefermuskulatur und bewegen Sie die Zunge mit der Bitte, sich zu entspannen. Spüren Sie, dass Sie sich immer fließender und beweglicher fühlen. Nehmen Sie sich einige Augenblicke Zeit, damit sich ein Bild einstellen kann. Was sehen Sie vor Ihrem geistigen Auge, das Ihnen hilft, in diesen Zustand zu gelangen? Bitten Sie Ihren Verstand, sich zu entspannen, indem Sie zuschauen, wie die Gedanken ohne Anhaftung vorüberziehen und es dem Ego so ermöglichen zu ruhen. Konzentrieren Sie sich jetzt auf Ihre Knie. Visualisieren Sie Ihre Knie und sehen Sie das Wunder, das sie darstellen. Erfüllen Sie sie mit der Farbe eines wunderschönen Regenbogenopals, der Ihre Liebe erleuchtet. Bedanken Sie sich für die Beweglichkeit, die Ihre Knie Ihnen geben, wenn Sie Ihren Weg gehen. Nehmen Sie sich einige Augenblicke Zeit, um diesen Körperteil zu würdigen. Nutzen Sie die schillernden Farben des Regenbogenopals aus dem Fließen der *neun inneren* Juwelen, um die sanfte Leichtigkeit des Seins zu spüren; sie ist frei von dem Gewicht, das Stress und die Belastungen des Tages sonst mit sich bringen. Lassen

Sie jegliche negativen Gespräche oder Wechselwirkungen mit anderen los.

Vergessen Sie, welch einen Stress es Ihnen bereitet hat, hierher an Ort und Stelle zu gelangen, die Fahrt zur Arbeit, die Hektik des Tages. Lassen Sie alle Sorgen hinsichtlich der Dinge los, die zu erledigen Sie nicht geschafft haben, denn Sorgen sind verschwendete Energie, die sich besser für etwas nutzen lässt, das Ihrem höchsten Wohle dient. Legen Sie alles in der physischen Welt Vorhandene in einen bunten Regenbogen und schauen Sie zu, wie dieser Regenbogen sich hoch in den Himmel hinaufspannt. Nehmen Sie sich jetzt ein paar Augenblicke Zeit, um ganz bei sich selbst zu verweilen, und wenn Sie sich entspannt und wohl fühlen, bitten Sie darum, Ihren Geist zu spüren. Während Sie einfach nur still dasitzen, nehmen Sie diesen Anteil von sich wahr, Ihren Geist. Gestatten Sie Ihren Energien, sich langsam miteinander in Einklang zu bringen und so Ihren Geist mit dem physischen Körper zu verschmelzen und das innere Juwel im schönsten Licht erstrahlen zu lassen.

Bewegen Sie in den nächsten Augenblicken Ihren Körper nach Bedarf, um sich auch in die körperliche Position des Einklangs zu bringen. Welche Körperbewegungen müssen Sie ausführen, damit Sie ein gutes Gefühl haben, wenn Sie Ihren Geist völlig auf das Hier und Jetzt ausrichten? Möchten Sie Ihren Rücken hin und her bewegen? Sich zur Seite strecken? Sich nach vorne beugen? Vielleicht ist es ja erforderlich, die Arme über dem Kopf gen Himmel zu strecken oder sich womöglich wie ein Fötus auf dem Boden zusammenzukauern. Greifen Sie zu verschiedenen Positionen, die Ihnen helfen, mit Ihrem Geist in Einklang zu kommen.

Atmen Sie mehrmals tief und gleichmäßig durch, während Sie sich Ihre individuelle Bewegungsabfolge schaffen. Möchte Ihr Körper sich lieber drehen oder tanzen? Fragen Sie Ihren Geist, was er braucht. Hören Sie auf Ihren Körper und bewegen Sie sich dementsprechend. Wiederholen Sie jede Bewegung mehrere Male, bis Sie sich Ihres Geistes bewusst fühlen. Während Sie sich bewegen, sagen Sie sich im Stillen oder auch laut immer wieder: »*Ichbin Geist.*« Auf diese Weise wird es Ihnen möglich, diesen Zustand der Bewusstheit zu integrieren und sich Ihren Geist bewusst zu machen.

Wenn Sie damit fertig sind, bleiben Sie eine Weile still sitzen. Atmen Sie mehrmals tief durch und kommen Sie zur Ruhe, wobei Sie erneut auf Ihren Körper hören. Lassen Sie die Körperbewegungen, die Sie ausgeführt haben, bevor Sie sich hingesetzt haben, Revue passieren. Welche Bewegung haben Sie als Erstes gemacht? Welche anschließend? Betrachten Sie Ihre Bewegungsabfolge oder den Tanz und erkennen Sie den Prozess, den Sie soeben durchlaufen haben. Machen Sie sich gedanklich eine Notiz, schreiben Sie sie nieder oder sprechen Sie sie laut aus, damit Sie die Abfolge im Gedächtnis behalten. Gestatten Sie diesem Prozess, zu Ihrem Tanz zu werden, zu Ihrer individuellen Bewegungsabfolge, um Materie mit Geist zu versehen, den Sie dann in der Dichte Ihrer Knochen verwurzeln.

Können Sie ein Gefühl der Ausdehnung in Ihrem Körper spüren? Fühlen Sie sich größer? Leichter? Beobachten Sie einfach nur. Wenn Sie sich gar nicht verändert fühlen, ist das auch in Ordnung. Seien Sie für einen Augenblick einfach bei Ihrem Geist. Was ist der Kern Ihres Geistes? Achten Sie auf sein ätherisches Wesen. Treten Sie mit der sanften Leichtigkeit Ihres Geistes in Verbindung. Gestatten Sie es sich, Ihre Wachsamkeit so weit aufzugeben, dass Sie ein paar Augenblicke in dieser Position verweilen können, und empfangen Sie von Ihrem Geist den Segen, denn er ist die reine Quelle Gottes. Ihr Geist vermittelt Ihnen Informationen über Ihren Weg oder die Arbeit, die Sie hier auf Erden tun sollen. Lassen Sie sich von ihm anleiten, sich Ihre Bewusstheit von »*Ichbin Geist*« völlig gegenwärtig zu machen, indem Sie mit diesen Worten dasitzen und sie fühlen.

Praktizieren Sie Ihren Tanz so oft wie möglich. Machen Sie ihn zu einem Bestandteil Ihrer täglichen Übung, damit Sie Ihren Geist völlig annehmen können. Er hilft Ihnen dann, Ihre Bewusstheit zu erweitern und zu einem Lichtkörper zu werden, wenn Sie Ihr multidimensionales Wesen willkommen heißen.

💎 *Übung* 💎

INTENTION

Nehmen Sie sich einen Augenblick Zeit, um eine Intention – eine zielgerichtete Absicht – festzusetzen. Wenn Sie in diesem Moment etwas haben könnten, was wäre das – Wohlstand, Gesundheit, eine liebevolle Beziehung? Nehmen wir einmal an, Sie wünschen sich eine liebevolle Beziehung. Legen Sie Ihre Intention nun also fest. Gewinnen Sie hinsichtlich Ihrer Intention Klarheit, indem Sie auf Ihr Herz hören, und achten Sie darauf, ob diese Intention in Ihnen Widerhall findet. Sobald Sie eine klare Intention haben, setzen Sie sich eine Weile damit hin. Entspannen Sie Ihren Körper mit Hilfe der Atmung und bringen Sie Ihren Verstand zur Ruhe. Seien Sie still und konzentrieren Sie Ihre Aufmerksamkeit auf Ihre Knie.

Sobald Sie sich im Gleichgewicht und völlig klar fühlen, verändern Sie Ihre Intention zu einer Aussage im Sinn von »Ichbin«. Falls es sich dabei beispielsweise um eine liebevolle Beziehung handelt, könnten Sie Ihre Intention umformulieren zu »Ichbin in einer liebevollen Beziehung«. Vielleicht lautet sie aber auch: »Ichbin Fülle.« Oder: »Ichbin mir im Klaren über meinen beruflichen Weg.« – Es hängt von der jeweiligen Situation ab, in der Sie sich gerade befinden. Verweilen Sie ein paar Augenblicke in diesem Zustand. Stellen Sie sich vor einen Spiegel und schauen Sie sich an, wobei Sie Ihre Ichbin-Aussage laut aussprechen.

Gestatten Sie sich, diese Aussage auch wirklich zu empfinden. Wiederholen Sie sie laut und bringen Sie sie bis in die Dichte Ihres Knochenmarks ein. Fühlen Sie sie im tiefsten Kern Ihres Wesens. Schenken Sie ihr Glauben und wissen Sie, dass sie wahr ist.
Wiederholen Sie Ihre Aussage immer wieder, bis sie zu einem Lied oder Mantra wird, das Sie dann regelmäßig nutzen. Dies hilft Ihnen, Ihre Arbeit in der Welt zu manifestieren. Bedenken Sie, dass wir alle Mit-Schöpfer auf dieser Reise sind. Wir treffen die Entscheidung, ob wir unsere Rolle annehmen. Nutzen Sie die Macht der Intention, um Ihre Träume zu realisieren, die Ihren Seelenzweck entfalten.

Geistige Macht

Geistige Macht ist unsere wahre Stärke, denn sie kommt von innen. Sie meint den Weg des Geistes, der uns nach Hause in unser Herz führt, wobei wir mit der göttlichen Quelle verbunden sind. Haben wir uns an diesem Ort in uns etabliert, vermag nichts von außen unser inneres Wissen zu erschüttern. Wir können über alle materielle Macht der Welt verfügen und dennoch nicht erfüllt sein. Unsere Macht liegt nicht außerhalb in einer Religion, in einem Job oder gar im Besitz eines Milliardenkonzerns. All das ist nur eine Illusion von Macht. Denn wenn wir abends nach Hause kommen, müssen wir uns dennoch allein vor den Spiegel stellen, und nur wir wissen, ob wir einen Beitrag geleistet haben, um einem anderen Menschen auf seinem Weg zu helfen – oder eben nicht. Ist dem so, empfinden wir so etwas wie Erfüllung. Wenn nicht, leiden wir an Elend und Einsamkeit.
Nachdem wir Frieden, Mitgefühl und den Geist erweckt haben, sind wir nun bereit, unsere Familienbande zu begrüßen und das Juwel des Wohlstands zu finden, das sich darin verbirgt.

KAPITEL 4

Wohlstand

Wohlstand meint den Überfluss unseres Wesens – das reiche Wissen und die Erfahrung, die wir in diese Welt einbringen. Es handelt sich um die Seelenreise, die wir unternehmen, wenn wir uns auf unser Schicksal zubewegen. Wohlstand beinhaltet alle Aspekte des Selbst und darüber hinaus. Er umfasst die Umwelt, in der wir leben, die externe Manifestation dessen, was wir schaffen, jeden Moment in unserem Leben mit all unseren Gedanken, Worten und Taten. Wohlstand ist mit den mentalen Gedanken verbunden, die wir im Lauf eines Tages in uns tragen, mit dem Zustand unseres emotionalen Körpers und damit, wie harmonisch wir auf dieser Straße, die wir unser Leben nennen, gehen. Er ist der Atem und die Gesundheit unseres physischen Körpers, die Zeit der Einsamkeit, die Ergebenheit an unseren Geist und die Zwiesprache mit Gott. Unser Wohlstand sind die Menschen, die zu unserem Leben gehören.

Wohlstand ist das **vierte innere Juwel**, das sich am Kreuzbein oder unten an der Wirbelsäule, der Wurzel, befindet. Die Farbe dieses Juwels ist ein *sattes Granatrot*, das unsere Blutsbande initiiert. Es ist die Frucht unseres Lebens. Wir sind dadurch in der Lage, uns mit unserer familiären Abstammung zu verbinden und die Gaben zu begrüßen, die unser Erbe ausmachen, wobei wir den Weg der Seele gezeigt bekommen.

Der *rote Granat* hilft, das Blut mit Energie aufzuladen und negative Energie umzuwandeln. Wir können diese blutrote Farbe nutzen, um den Funken der Weisheit zu entfachen oder um negative Eigenschaften innerhalb des Familienstammbaums zu entlassen. Das Feuerrot hilft uns, Bewegung in unser Leben zu bringen.

Unser Erfolg lässt sich messen, indem wir einen Blick auf unser Leben werfen. Wir wollen nun die verschiedenen Komponenten des Selbst als Anzeichen dafür betrachten, wo genau wir stehen. Oft glauben wir, dass Wohlstand etwas ist, das wir außerhalb von uns erlangen können. Doch jeder trägt diesen Wohlstand tief in sich. Wir kommen mit dem gesamten Werkzeug zur Welt, das wir benötigen, um unsere Seelenreise zu vollenden. Ein Großteil dieser Reise besteht in der Entdeckung, dass alles, was wir wissen müssen, bereits in uns liegt und auch stets in uns war.

Wir sind mit der Erinnerung an unser Erbe auf diese Erde gekommen. Jeder hat sich die Familie ausgesucht, die der Entwicklung seiner Seele am hilfreichsten ist. Die Weisheit unseres Familienstammbaums ist das Wissen, das im Zellgedächtnis unseres Körpers gespeichert ist. Unsere Knochen haben Weisheit. Viele indigene Kulturen erkennen die Bedeutung der Knochen an und würdigen sie als heiligstes Körperteil des Menschen. Auf den Hawaii-Inseln finden sich viele Höhlen, die als Bestattungsplätze der Königsfamilie, der Alii, dienten. Die Familien besuchen diese Höhlen und empfangen die Weisheit ihrer Ahnen anhand der Knochen.

Wir sind das Ei unserer Mutter und das Sperma unseres Vaters. Was unsere Mutter und unser Vater als Individuen und gemeinsam in diesem Leben hervorgebracht haben, schafft das perfekte Gefäß für die Entwicklung unserer Seele. Unsere Eltern sind Ikonen, die heilige Mutter und der heilige Vater, die bei der Empfängnis entfachen, was sich dann auf äußerer Ebene in der Geburt verkörpert. Sie schaffen den Freiraum für die Entwicklung unserer Seele, bis wir schließlich unseren eigenen Weg der Wahrheit finden. Wir empfangen von ihnen die notwendige Unterweisung – egal in welcher Form sie zutage tritt –, die jeder von uns benötigt, um eigenen Wohlstand erlangen. Dieser Aspekt wird dann im nächsten Abschnitt zum Thema Familie noch ausführlich behandelt.

Die meisten Menschen setzen Wohlstand mit finanziellem Reichtum gleich. Geld ist aber eigentlich nur ein Energieaustausch für geleistete Dienste. Dieses System hat bereits seit Tausenden von Jahren Bestand. Wenn wir uns näher ansehen, wofür Geld steht, begreifen wir, dass es Waren und Dienstleistungen einen bestimmten Wert zuweist. Setzen wir den Begriff des Wertes jedoch höher an, so zeigt es sich, dass wahrer Wohlstand bedeutet, alles willkommen zu heißen, was uns als Person ausmacht. Wir befinden uns im Stadium einer neuen Weltwirtschaft, in der sich ein grundlegender Wandel vollzieht, nämlich in der Art, wie wir unseren Geschäften nachgehen, uns aufeinander beziehen und unsere Kinder großziehen.

Das derzeitige Wirtschaftsmodell versagt, weil das alte patriarchalische System zusammenbricht. Die großen multinationalen Konzerne bestimmen die Geschicke der Industrienationen. Tagtäglich werden kleinere Unternehmen mit geringen Zukunftsaussichten veräußert. Es hat den Anschein, als würde die Weltwirtschaft abwarten und immer nur abwarten. Viele Geschäftsentscheidungen werden mit dieser »Erst mal abwarten, was passiert«-Mentalität auf Eis gelegt. Die Stimmung in den Konzernen nähert sich dem Nullpunkt, da sie streng gewinnorientiert operieren. Somit entsteht in den Großkonzernen eine Leere, die bei den Angestellten ein Gefühl der Unerfülltheit bewirkt und sie nach etwas Besserem Ausschau halten lässt.

Der Mensch braucht ein Gefühl der Zufriedenheit. Viele Leute sind heute auf der Suche nach einer Alternative. Sie wollen wissen, welchen Sinn und Zweck sie auf Erden haben, und nicht nur zu einem weiteren Achtstundentag auf der Bildfläche erscheinen. Konsum macht die Menschen heute nicht mehr glücklich. Wir wollen etwas anderes.

Die Leere am Arbeitsplatz beeinträchtigt auch unsere Beziehungen. Wir suchen nach mehr. Gemeint ist ein Gefühl der Dankbarkeit anderen und unseren Kindern gegenüber. Wir sehnen uns danach, uns mit anderen zu verbinden und uns als Teil einer größeren Sache oder Gemeinschaft zu fühlen. Der Arbeitsplatz ist zu einem Umfeld geworden, bei dem das Hauptgewicht auf hoher Produktivität und Gewinnorientierung liegt. Beziehungen weisen dagegen eine geringe Wertschätzung auf.

Seit einigen Jahrzehnten kommen nun immer wieder besondere Kinder zur Welt, die uns helfen, diesen Wertewandel zu vollziehen. Sie sind anders und machen alternative Erziehungsmethoden erforderlich. Diese Kinder laufen irgendwie aus dem Ruder, weil sie etwas anderes brauchen. Unsere Antwort ist, sie mit Medikamenten ruhig zu stellen, anstatt ein anderes Erziehungsmodell zu schaffen. Viele dieser Kinder verfügen über übersinnliche Fähigkeiten und reagieren mit enormer Sensibilität auf ihre Umwelt. Sie sind unsere besten Lehrmeister. Es ist Zeit, auf sie zu hören und ihnen eine Stimme zu geben, damit wir lernen können, wie wir unseren Beitrag leisten können, damit sich der Wandel, der sich auf diesem Planeten anbahnt, auch wirklich vollzieht.

Um besser zu verstehen, was Wohlstand wirklich bedeutet, können wir die Stelle betrachten, an der sich im menschlichen Körper das entsprechende Tor befindet, nämlich das Kreuzbein, auch Wurzelchakra genannt. Die Familie ist der Schlüssel, um unsere wahre Natur zu entdecken; sie öffnet uns das Tor zu bedeutenden Einsichten. Sie zeigt uns unsere Stammesinstinkte. Viele Menschen stecken in diesem Körperbereich fest, weil sie für ihren Fortbestand an ihrer Stammesnatur festhalten. Wird dieser rote Granat als Juwel ausgeschlossen oder blockiert, stellt dieser Mensch oft das Geld in den Mittelpunkt seines Lebens.

Gab es in der Kindheit oder beim Heranwachsen ein traumatisches Erlebnis, schreitet unsere auf Fortbestand programmierte Natur ein und schafft die Illusion, dass wir Herr der Lage seien, wobei jedoch dieses Juwel außen vor bleibt und somit auch unser natürlicher Seinszustand, der sich eben durch inneren Wohlstand charakterisiert.
Der Überlebenstrieb ist als Instinkt in unserer Kultur überaus stark ausgeprägt. Da unser Hauptaugenmerk auf dem ruht, was außerhalb von uns liegt, sind wir von der Weisheit unserer Vorfahren abgeschnitten. Wir sollten jedoch unseren wahren Wohlstand zur vollen Blüte bringen, indem wir unseren Familienstammbaum erkunden und was es bedeutet, wir selbst zu sein.

Die Familie

Wir können das Wunder sehen, das die Schöpfung Gottes bedeutet, wenn wir unsere Familie betrachten. Sie ist ein großes Geschenk und stellt oft auch eine Herausforderung für alle Beteiligten dar. Wenn wir uns mit unserer Familie und unseren Wurzeln auseinandersetzen, erlangen wir ein besseres Verständnis unserer selbst. Manchmal lieben wir sie, und dann reden wir jahrelang nicht mit ihr, doch die Familie ist in jedem Fall da, um uns zu zeigen, wer wir sind. Die Familie kann man als Mikrokosmos der Welt verstehen, in dem jede Art von zwischenmenschlichem Verhalten im kleineren Kreis widergespiegelt wird. Die Familie spiegelt also die verschiedenen Dramen, die sich in der äußeren Welt abspielen. Sind wir in der Lage, das als Segen zu begreifen, gelangen wir zu einem besseren Verständnis der Welt um uns herum.
Wir wollen nun also unsere Familie betrachten, um unsere inneren Konflikte zu lösen. Ist Ihnen schon einmal aufgefallen, wie bestimmte Familienmitglieder zu unterschiedlichen Zeiten

im Leben gleichsam auf dem Schleudersitz sind? Unsere Geschwister und deren Kinder vermitteln uns viele Einsichten über uns selbst. Lernen wir, die Familie wie einen Kinofilm anzusehen – wobei wir darauf achten, wer zu welchem Zeitpunkt in der Mitte der Bühne steht –, dann verstehen wir die Lektion, die wir als Familie und als Einzelwesen brauchen. Indem wir uns anschauen, wer auf dem Schleudersitz sitzt und aus welchem Grund, können wir den nächsten Schritt in unserer eigenen Entwicklung begreifen.

Wir betrachten in der Regel unsere Eltern, wenn wir herausfinden wollen, weshalb wir so sind, wie wir sind. Und es trifft ja auch zu, wir sind sehr wohl eine Widerspiegelung unserer Mutter und unseres Vaters, die an unserer eigenen Seelenreise Anteil haben. Doch erst wenn wir unsere Mutter und unseren Vater so lieben, wie sie sind, haben wir keine Schwierigkeiten mehr, die beiden, die Welt und uns selbst bedingungslos zu lieben. Sie sind hier, um uns etwas beizubringen, und das tun sie mit Hilfe ihrer Gewohnheiten, Eigenschaften sowie ihrer Lebensweise. Viele Menschen kommen mit ihren Eltern nicht klar, möchten das aber nicht wahrhaben. Das bedeutet nicht, dass uns alles gefallen muss, was sie tun, oder dass wir ihren Entscheidungen stets zustimmen sollten. Aber wenn wir sie akzeptieren können und wissen, dass sie stets das bestmögliche tun, dann ist das heilsam für uns.

Die meisten von uns, die nach dem alten patriarchalischen Muster erzogen wurden, verstehen, in welcher Hinsicht dieses System nicht funktioniert. Das alte Modell bedient sich des Konzepts »teile und herrsche«, um Angst und Trennung zu schaffen. Wenn wir nun zu dem neuen Modell übergehen und dabei das starke Männliche wie auch das nährende Weibliche als Geisteshaltung miteinander in Einklang bringen, müssen wir das alte System loslassen. Viele von uns stecken momentan zwischen beiden fest. Wollen wir bei dem Spiel nicht mehr mitmachen, ist es möglicherweise erforderlich, sich von den Familienmitgliedern abzugrenzen, die noch mitspielen wollen. Auch wenn diese Zeit der Trennung nicht ewig währen muss, sollte sie doch lang genug sein, um uns den Freiraum zu geben, unsere eigene Macht zu finden und unser Leben als leuchtendes Vorbild in Ganzheit zu führen. Wir können das Gefühl, in den beiden Welten zwischen allen Stühlen zu sitzen, am besten anhand unserer Familie verstehen, die oft als Mikrokosmos der Welt betrachtet wird. Das alte Spiel ist seit Jahrtausenden durch Kirche, Staat und Erziehungssystem in uns eingeprägt. Dieses patriarchalische Modell auch auf die familiäre Einheit zu übertragen ist die natürliche Weiterentwicklung dieses Paradigmas. Da das System auf Angst basiert, besteht ein beständiges Gefühl des Mangels. Eltern, Kinder und deren Geschwister treiben miteinander Spielchen und tricksen einander aus, um ihre persönlichen Bedürfnisse zu befriedigen. Da jeder seine Belange in den Vordergrund stellt, ist das System stets konfliktbeladen.

Ein anderer Blick auf das System kann durch das Auge der Mutter erfolgen. Innerhalb der familiären Einheit ist sie die große Ernährerin. Sie ist der Fixpunkt, der die Familie zusammenhält. Sie bringt die Kinder zur Welt, ernährt die Familie, hört zu und erteilt der sich vergrößernden Familie Ratschläge – und ist somit eine tragende Säule. Unser Bestreben ist, die Mutter zu schützen – um jeden Preis. Unser stärkster Überlebenstrieb setzt ein, sobald sie in irgendeiner Form gefährdet ist. Schon allein, dass wir sie hochhalten oder schützen wollen, macht uns zu Gefangenen des alten Systems, denn wir sperren uns in eine Beziehung, die sich durch Co-Abhängigkeit charakterisiert.

Es ist aber ebenso wichtig, den Vater zu verstehen und ihn anzunehmen, wenn wir diese Bewusstseinsveränderung vollziehen und das heilige Weibliche einbringen. Er ist der Ernährer, der Jäger und Sammler, der das Essen nach Hause bringt. Im Familiensystem hat er eine starke Position inne und will gesehen werden, wobei er jedoch nicht wichtiger oder besser ist als die Mutter, sondern seinen ebenbürtigen Beitrag innerhalb der Familie leistet.

Sehen wir unsere Mutter und unseren Vater als einander ebenbürtig und auch als gleichwertig mit uns, können wir unsere Macht nicht mehr den Eltern überlassen, sondern müssen sie für uns selbst einfordern. Unsere veränderte Wahrnehmung der Familie gestattet es uns dann, uns zu befreien, indem wir unsere eigenen Talente entdecken, die wir in diese Welt einbringen – unseren Seelenzweck eben.

Was wäre, wenn wir unser Hauptaugenmerk von unseren individuellen Bedürfnissen abziehen würden, um das übergeordnete Gesamtbild zu verstehen, nämlich die ganze Familie zu verbessern? Hier vermögen wir unschwer die Auswirkungen unserer Gedanken, Gefühle und Handlungsweisen zu erkennen. Wir begreifen, dass jede negative Handlungsweise – oder Unterlassung – Auswirkungen auf die gesamte Gruppe zeigt. Es entsteht so eine Energiekonzentration, das Familiensystem benötigt einander weiter, d.h. das alte Modell wird am Leben erhalten. Wenn ein Familienmitglied andererseits etwas Positives für die Gruppe tut, erfährt die ganze Familie durch diese Handlungsweise eine Verbesserung. Je mehr wir in der Lage sind, in dieser erweiterten Bewusstheit zu leben, desto leichter fällt es uns allen, den neuen Wertewandel zu vollziehen.

Wir wollen uns nun die Zeit nehmen, unsere Familienschemata zu verstehen, und versuchen, eine Brücke in diese neue Welt zu schlagen. Jede Familie hat ihre eigenen Vorstellungen und Verbindlichkeiten, die sie in dieses Leben einbringt und die es zu erfüllen gilt. Auf welche Weise genau sie ausgespielt werden, bildet den Rahmen, von dem aus wir unsere Lektionen im Leben lernen sollen. Wenn wir die Freiheit genießen wollen, unseren Seelenzweck zu leben, dann müssen wir die Verbindlichkeiten verstehen, die wir eingegangen sind, bevor wir in dieses Leben gekommen sind. Indem wir uns die Natur unserer Beziehungen zu unseren Eltern und Geschwistern klarmachen, können wir das Schloss zu unserem Glück öffnen.

◈ *Übung* ◈

SEINE FAMILIE BETRACHTEN

Nehmen Sie sich ein paar Augenblicke Zeit, um zu entspannen und sich in Ihrem Körper behaglich zu fühlen. Atmen Sie mehrmals tief in den Bauch, wölben Sie ihn dabei heraus und lassen Sie los. Bewegen Sie Ihren Körper, bis Sie sich wohlfühlen – frei von jeglicher körperlicher Anspannung, die Sie vielleicht noch in sich festhalten. Geben Sie sich Gelegenheit, ein paar Augenblicke frei von jeglicher Ablenkung zu sein, egal ob es sich um körperliche Anspannung, Gedanken oder um sonst etwas handelt. Manchen Menschen fällt es nicht leicht, ihre Familie zu betrachten. Wenn Sie zu dieser Kategorie zählen, machen Sie sich klar, dass es sich nur um eine sehr kurze Zeitspanne handelt, und gestatten Sie sich zu entspannen, damit Sie diese Übung durchführen können.

Stoßen Sie auf körperliche Anspannung, lenken Sie Ihre Aufmerksamkeit auf diesen Bereich und visualisieren Sie ein schönes Fleckchen Erde in der Natur, das Ihnen helfen kann, loszulassen und ein Gefühl von Gelassenheit zu erlangen. Sobald Sie sich halbwegs entspannt fühlen, denken Sie über Ihre Familie nach. Wie sieht Ihr Familienstammbaum aus? Sehen Sie sich jeden Bestandteil dieses Erbes an und schauen Sie, welche Gaben diese Menschen der Welt gebracht haben. Worin liegen die Herausforderungen, die sich durch unterschiedliche Nationalitäten ergeben? Nehmen Sie sich ein paar Minuten Zeit, um über Ihren Familienstammbaum nachzudenken. Sind die Informationen, die Ihnen zur Verfügung stehen, nicht ausreichend, haben Sie vielleicht den Wunsch, Nachforschungen anzustellen, damit Sie sich selbst besser verstehen lernen.

Wenn Sie fertig sind, stellen Sie sich folgende Fragen: Welche Weisheiten meiner Vorfahren habe ich in diese Inkarnation hier auf Erden eingebracht? Was braucht meine Seele für ihre Entwicklung? Welche Gaben soll ich hier mit anderen teilen? Vielleicht haben Sie hinsichtlich dieser Punkte momentan noch keine Klarheit erlangt, aber mit der Zeit wird Ihnen die zunehmende Klarheit dann helfen, Ihre persönliche Blaupause zu realisieren und Ihre Seelenreise zu begreifen.

Treiben Sie diese Übung nun noch einen Schritt weiter, indem Sie sich ein ruhiges Plätzchen suchen. Beginnen Sie mit Ihrer Atemübung, wölben Sie Ihren Bauch beim Einatmen heraus und ziehen Sie ihn ein, wenn Sie ausatmen. Lassen Sie Ihren Körper immer weiter los. *Nehmen Sie sich so viel Zeit, wie Sie brauchen, um völlig loszulassen.* Sie wissen, dass Sie bereit sind fortzufahren, sobald Sie in der Lage sind, Ihren Verstand zur Ruhe zu bringen. Vergessen Sie alles und spüren Sie, wie Sie mit dem Boden unter sich verschmelzen. Denken Sie nun an etwas in Ihrem Leben, das Sie immer erreichen wollten, und schreiben Sie es nieder. Es spielt keine Rolle, ob es sich um etwas Bedeutendes oder nur um eine Kleinigkeit handelt. Vielleicht wollten Sie ja immer Klavierunterricht nehmen, musizieren oder ein eigenes Geschäft aufziehen? Egal worum genau es sich handelt, stellen Sie sich einfach vor, wie Sie das jetzt tun. Visualisieren Sie alle dazu notwendigen Einzelheiten, um diese Realität zu schaffen. Fühlen Sie Ihre Umgebung. Wie fühlt sich Ihr Körper an? Sind Sie glücklich? Was sehen Sie sich gerade tun und wie geht es Ihnen dabei? Nehmen Sie sich ein paar Augenblicke Zeit, um Ihre Gedanken zu Papier zu bringen. Schreiben Sie sie möglichst ausführlich nieder.

Sie sind jetzt in der neuen Situation, sich Ihren Traum erschaffen zu haben. Sehen Sie sich mitten drin. Empfinden Sie das Gefühl, etwas geschafft zu haben. Aus dieser Position der Stärke heraus entschließen Sie sich nun, nach Hause zu gehen, um eine Weile bei Ihrer Familie zu sein. Sie haben, seit Sie sich mit Ihrem Projekt beschäftigen, nicht viel Zeit mit ihr verbracht, weil Ihre Familie Sie immer herabsetzt und Urteile über Ihre Handlungsweise fällt. Doch jetzt sind Sie bereit. Sie fühlen sich stark und wollen hören, was die Einzelnen an Kommentaren auf Lager haben. Egal ob Sie das nur vor Ihrem geistigen Auge tun oder ob sich die Gelegenheit real dazu bietet, es ist in jedem Fall eine nachhaltige Erfahrung.

Da sitzen Sie jetzt also mit Ihrer ganzen Familie. Alle spielen in Ihrem Leben eine Rolle. Sie fangen nun an zu singen, Klavier zu spielen und den anderen Ihre Träume zu erzählen – oder was eben sonst. Was passiert als Nächstes? Achten Sie auf Ihre Körpersprache. Haben Sie sich selbst gegenüber ein gutes Gefühl? Werden Sie zum Beobachter Ihrer eigenen Person und Ihrer Familie. Wagen Sie dann den Riesenschritt und bitten Sie Ihre Familie wirklich um Kommentare und Kritik.

Setzen Sie sich hin und schreiben Sie in Ihr Tagebuch, wie jedes Familienmitglied auf Sie reagiert hat. Wie viele hatten etwas Positives zu sagen und wer genau war das? Welche Kommentare haben sie abgegeben? Wie sind Sie damit umgegangen? Haben Sie dabei ein Gefühl der inneren Weite empfunden? Haben Sie sich wieder klein gefühlt, oder haben Sie kaum eine oder wenig Veränderung an sich festgestellt? Dieses Umfeld eignet sich am besten, um sich zu testen und zu sehen, wie weit Sie mittlerweile gekommen sind. Reagieren Sie noch auf die stichelnden Bemerkungen Ihrer Geschwister oder Eltern? Oder sind sie an Ihnen abgeprallt, weil Sie sie aus einer Haltung der Gelassenheit heraus einfach nur zur Kenntnis genommen haben? Hegen Sie immer noch die Hoffnung, dass Ihr Vater Ihre Handlungsweisen billigt, und sind dann ganz aufgeregt, wenn er Sie und Ihr Tun schätzt? Oder reagieren Sie auf seine negativen oder positiven Bemerkungen, wie Sie das bei Ihren Geschwistern auch tun würden? Nehmen Sie sich so viel Zeit, wie Sie benötigen, um diese Übung schriftlich festzuhalten und darüber nachzudenken. Sie kann Ihnen viel Einsicht vermitteln und ein Tor zu Ihrer persönlichen Freiheit öffnen.

Bei der Wechselwirkung mit unserer Familie, sind wir hochgradig sensibilisiert, denn schließlich kennt sie unsere Schwachstellen und weiß, wann wir schnell auf die Palme gehen. Sich den Bemerkungen unserer Familie einfach so auszusetzen, ohne sie persönlich zu nehmen, ist somit eine wahre Heldentat. Der springende Punkt dabei ist, nicht zu vergessen, sich als Person auch wirklich stark zu fühlen. Auf diese Weise werden wir nicht aus der Bahn geworfen, wenn jemand uns durch eine positive Bemerkung aufmuntert oder uns durch einen negativen Kommentar niedermacht. Wir wissen dann nämlich, wie sich ein neutraler Zustand beibehalten lässt. Wenn wir andauernd bei anderen um Zustimmung heischen, suchen wir noch immer außerhalb von uns und verlieren ständig an Macht. Machen Sie also bei der nächsten Gelegenheit die Probe aufs Exempel und sehen Sie, wie Sie nun mit dem entsprechenden zeitlichen Abstand Ihrer Familie standhalten können.

Frieden schließen

Viele Menschen haben Probleme mit ihrer Familie. Es ist also wichtig zu bedenken, dass wir aus einem Grund zusammengekommen sind. Unsere Familie ist das größte Geschenk, das wir besitzen, insofern wir willens sind, unsere Arbeit zu tun und die perfekte Orchestrierung, die Gott uns geschenkt hat, zu verstehen. Schauen Sie sich nur einmal an, in welchem Zustand Familien sich heute befinden, und betrachten Sie dann den Zustand der Welt. Leben wir in einer Gemeinschaft und helfen unseren Kindern oder wenden wir uns ab, weil wir zu beschäftigt sind? Das Gleiche gilt für unsere Senioren, die wir in Heime stecken. Vielleicht sollten wir einmal genauer hinschauen, um uns die Bedeutung der familiären Einheit wieder bewusstzumachen und mit diesem Geschenk Gottes dann auch die entsprechende Zeit verbringen. Die Familie ist unser wertvollstes Gut und unser Lehrmeister.

Viele Menschen stammen aus einer Familie, die sich durch Missbrauch oder Gewalt charakterisiert, und haben deshalb das Gefühl, Schaden zu nehmen, wenn sie mit ihrer Familie zusammen sind. Befinden wir uns in dieser Situation, tun wir gut daran, Abstand zu halten. Doch auch mit dem entsprechenden Abstand können wir mit unserer Aufgabe fortfahren und unsere Familie als Segen betrachten, indem wir energetisch alle Falltüren loslassen, die nicht geheilt worden sind. Üben Sie sich im Vergeben und in Dankbarkeit. Vielleicht hat Gott uns ja hier hergeschickt, damit wir derartige Herausforderungen meistern und diese Erkenntnis an andere weitergeben. Wir wollen nun unsere Macht einfordern und mit unserer Familie Frieden schließen. Es ist unser Geburtsrecht, unsere Träume in Frieden zu leben. Wir dürfen unserer Familie nicht gestatten, zu Dämonen zu werden, die unser Denken und unser Herz bestimmen, somit Kontrolle über unser Leben ausüben und uns ersticken. Ist es nicht möglich, mit der Familie Heilung zu erlangen, ziehen wir andere Menschen an, die uns dann zeigen, dass wir diese Muster noch nicht aufgearbeitet haben. Wir ziehen weiterhin die Lektionen an, die unsere Seele sich in diesem Leben als Erfahrung gewählt hat.

Trauer

Trauer ist ein wichtiger Schritt, um Traumata und familiär bedingte Verhaltensmuster loszulassen, die für unsere Überzeugungen verantwortlich sind. Machen wir bei dem Spiel nicht mehr mit, fühlen wir uns vielleicht verloren, wobei wir den Verlust oder die Trennung von einer Seinsweise betrauern, die wir von Geburt in uns trugen. Wenn wir zu unserer persönlichen Wahrheit stehen, verlieren wir oft Menschen, die uns nahestehen, denn sie können mit der Veränderung nicht umgehen. Es kann somit schmerzlich sein, mit diesen Mustern zu brechen und jemanden zu verlieren, den wir offensichtlich von Herzen schätzen. Egal ob es sich um Personen, Objekte oder Angewohnheiten handelt, wir brauchen Zeit zum Trauern. *Trauer bedeutet den natürlichen Akt des Loslassens.* Dieses Loslassen entsteht durch das Fließen der Energie. Ist die Liebe zu unserer Familie stark genug, finden wir in einer stärkeren, gesunderen Beziehung wieder zueinander.

Viele von uns können den Prozess des Trauerns verstehen, insofern er mit dem Verlust eines geliebten Menschen einhergeht. Er lässt sich einsehen, denn er ist real und greifbar. Doch Trauer ist auch ein notwendiger Bestandteil, wenn es darum geht, Gewohnheiten oder überholte emotionale Muster loszulassen, die uns nicht länger dienlich sind. Wir können müde sein, ständig Ärger zu empfinden. An diesem Punkt ist Ärger dann eine Angewohnheit, die konstant anwesend ist. Wir wollen jedoch frei sein für einen anderen Lebensstil, der möglich wird, sobald wir unseren Ärger loslassen. Wird Ärger freigesetzt, indem wir ihn mit dem Herzen empfinden, betrauert der Körper natürlich den Verlust.

Immer wenn wir ein starkes Gefühl, eine alte Gewohnheit oder ein Muster loslassen, setzt ein natürlicher Kreislauf ein, den es zu würdigen gilt – mit Hilfe von Trauer. Wir müssen die Trauer als Prozess ehren, denn sie ist die energetische Bewegung, die es uns ermöglicht, die nächste Schicht aus Gefühlen, Mustern oder Gewohnheiten loszulassen. Die Erfahrung als solche ist somit sehr schön, denn sie bewirkt eine Öffnung. Es ist nun ein neuer, erweiterter Freiraum entstanden, der uns die Freiheit gibt, unsere Verhaltensmuster zu ändern.

◆ *Übung* ◆
SICH SEINEN WOHLSTAND BEWUSST MACHEN

Nehmen Sie sich ein paar Augenblicke Zeit, um sich zu entspannen. Atmen Sie mehrmals tief bis in den Beckenbereich hinein und spüren Sie Ihr Kreuzbein. Entspannen Sie mit jedem Atemzug tiefer und tiefer. Ist der Körper verspannt oder hält er etwas fest, tun Sie dies so lange, bis die Spannung von Ihnen gleichsam abfällt. Während Sie sich in Tiefenatmung üben, lassen Sie die Luft bis zum Kreuzbein hinunterströmen und widmen sich dabei den folgenden Gedanken: »Ich bin meine eigene göttliche Quelle des Wohlstands. Ich kann diesen Wohlstand durch keine äußere Quelle erhalten.«
Machen Sie dies Ihrem Zellgedächtnis bewusst. Finden Sie Ihre eigene innere Wahrheit, wobei Sie darauf vertrauen, dass alles, was auf Sie zukommt, das Tor zu Ihrem inneren Wohlstand öffnet. Verbinden Sie sich mit Ihrer göttlichen Quelle.
Wie können wir nun aber unseren eigenen Wohlstand erlangen? Unsere Eltern stellen wieder einmal den Schlüssel dar. Lassen Sie Ihre Familiengeschichte Revue passieren und schauen Sie, wie sich Ihre Familie ihren Lebensunterhalt verdient hat. Auf welche Weise haben Sie das bislang getan? Wenn Sie fertig sind, schreiben Sie das Ergebnis nieder. Zum Beispiel: Hand-

werker, Kaufmann oder Bäcker. Wie hat Ihre religiöse Erziehung ausgesehen? Welche Art Ausbildung haben Sie erhalten? Wie war Ihr gesellschaftlicher Status?

Lassen Sie nun die Atmosphäre bei sich zu Hause ganz entspannt vor Ihrem inneren Auge ablaufen, indem Sie sich die folgenden Fragen beantworten. Halten Sie die Antworten in Ihrem Tagebuch fest, wobei Sie zu jeder Frage einen kurzen Abschnitt verfassen. Die Auseinandersetzung damit wird Ihnen in Zukunft hilfreich sein.

- Wie haben Ihre Eltern Sie großgezogen?
- Wurden Sie zum Arbeitstier erzogen mit Drohungen, Kontrolle und Stundenplänen?
- Hat sich Ihre Familie Zeit für persönliche Gespräche genommen?
- War Zeit zum Gebet und zum Meditieren vorhanden?
- Wurden Sie zum Glauben erzogen und zu der Überzeugung, dass stets für Sie gesorgt sein würde, oder hat man Ihnen vermittelt, dass Sie für Ihren Lebensunterhalt immer hart arbeiten müssen?
- War Zeit für Spiel und Spaß ebenso wichtig wie der Beruf oder die Hausarbeit?

Richten Sie Ihre Aufmerksamkeit nun wieder auf Ihr Kreuzbein und atmen Sie tief in diesen Bereich hinein. Sobald Sie ein klares Bild haben, würdigen Sie die Aspekte Ihrer Erziehung, die Ihnen hilfreich waren, und nehmen Sie alle zu Kenntnis, die Ihnen nicht mehr dienlich sind. Nehmen Sie sich ein paar Minuten Zeit, um die Verhaltensweisen, die Sie blockieren und an Ihrem Wohlstand hindern, umzuformulieren. Machen Sie sich bewusst, dass Gott die Quelle der Macht und Kraft ist. Gestatten Sie dieser unendlichen göttlichen Quelle, Sie zu nähren. Füllen Sie Ihren ganzen Körper mit dem Wesenskern

Gottes. Nehmen Sie sich jetzt ein paar Augenblicke Zeit, um diese Vision noch tiefer zu begreifen. Was genau wollen Sie? Setzten Sie sich eine Weile ruhig hin, bis Ihr Blick geschärft ist. Wenn Sie so weit sind, segnen Sie alles und jeden, die mit Ihrer Vision in Zusammenhang stehen. Indem Sie diesen Segen nach außen schicken, umgeht er alle unbewussten Ängste, die Sie womöglich innerlich hegen, so dass er in Ihrem Leben, aber anderen Menschen oder in zukünftigen Situationen, von größerem Nutzen ist.

Übereilen Sie nichts. Sprechen Sie Ihre Vision laut aus, bitten Sie um Hilfe und lassen Sie los. Wenn Sie an einer Idee oder Vision festhalten, kann sie sich nicht realisieren. Auch Perfektionismus unterbindet eine Manifestation.

Richten Sie Ihr Augenmerk auf diese Vision, fordern Sie mit Überzeugung den entsprechenden Freiraum in Ihrem Körper und verankern Sie Ihre Vision in Ihrem Becken. Fühlen Sie sich stark. Gehen Sie in der Überzeugung, Ihre Vision realisiert zu haben, Ihren Weg. Lassen Sie sich nicht von den vielen Ablenkungen verleiten, die Ihnen begegnen. Beherrschen Sie lieber Ihren Freiraum, stehen Sie aufrecht und bleiben Sie auf Ihr Ziel ausgerichtet. Scheint Ihnen ein Hindernis schier unüberwindlich zu sein, dann wachsen Sie, um größer zu werden als dieses Hindernis. Lassen Sie sich nicht irritieren und so Ihre Vision beeinträchtigen. Hetzen Sie nicht. Genießen Sie den Prozess. Wenn Sie übereilt handeln, respektieren Sie das Fließen des Universums nicht. Es braucht seine Zeit, bis sich etwas manifestiert. Je größer Ihre Vision, desto mehr Zeit ist für ihre Entfaltung erforderlich. Haben Sie Geduld und freuen Sie sich an der Reise.

Es entstehen zurzeit viele spirituelle Familien auf dieser Erde. Wir sind dazu bestimmt, uns mit unseren spirituellen Familien zusammenzuschließen, um so eine künftige Gemeinschaft zu schaffen. Wir alle benötigen ein System im Leben, das uns unterstützt. Für jeden von uns wird es zunehmend wichtig, in Anbetracht des Wertewandels ein spirituelles Zuhause auf Erden zu finden. Jeder hat eine Herkunftsfamilie, aus der er abstammt und die ihm beim Verständnis seines Weges hilft. Wenn wir uns verändern und wachsen, verändert sich jedoch auch die Natur unserer Familienbeziehung. Wir können sie immer lieben und sie im Herzen bewahren, ganz egal ob sie zum Bestandteil unserer spirituellen Familie wird oder nicht. Wir müssen den gewählten Weg eines jeden ehren. Wenn Sie momentan keiner spirituellen Familie angehören, ist nun die Zeit gekommen, sich mit der Ihren zu verbinden.

Es kann große Angst machen, einmalige Gelegenheiten beim Schopf zu packen, die sich wie Fenster als Chancen auftun, insofern wir unsere alten Muster aufgeben und uns dem Wohlstand öffnen, den wir in uns tragen. Wollen wir allerdings kein Risiko eingehen, werden wir auch nie erfahren, was sich auf der anderen Seite befindet, und dann müssen wir mit der Frage leben, was hätte passieren können oder sollen. Das Unbekannte ist ein Geheimnis, ein Mysterium, das wir nicht zu ergründen vermögen. Aber wir können sehr wohl ins kalte Wasser springen, unsere Verletzlichkeit zulassen und uns ans Werk machen. Es ist ein schöner und notwendiger Prozess auf unserer Seelenreise. Wir dürfen nicht zulassen, dass wir einmalige Gelegenheiten verpassen, sondern sollten lieber das Mysterium begrüßen und die Reise in Dankbarkeit genießen.

Wenn wir uns nun darauf vorbereiten, uns auf unsere Leidenschaft einzulassen, wollen wir das Juwel des Wohlstands zum Strahlen bringen, indem wir uns von unserer Herkunftsfamilie eine Lektion erteilen lassen und unsere spirituelle Familie begrüßen.

KAPITEL 5

Leidenschaft

Stellen Sie sich einen herrlichen orangegoldenen Sonnenuntergang an der Küste von Hawaii vor, den Funken der Inspiration, der Ihren Körper an einem strahlenden Sonnentag nach einer langen Regenperiode erfüllt – die Gänsehaut, die Ihnen über den ganzen Körper läuft, wenn Sie die innerliche Gewissheit haben, dass etwas genau das Richtige für Sie ist und Ihr ganzes Wesen erhellt.

Das **fünfte innere Juwel** ist die Leidenschaft – eine kreative sexuelle Energie, der Funken der Inspiration, der die Seele entfacht. Wir sehen uns nun den Bauchbereich und die Sexualorgane des menschlichen Körpers an, um unsere Leidenschaft besser zu verstehen. Durch sie erfahren wir unsere wahre Macht, den Ort der Zeugung. Das *Orange des Karneols,* das dieses Energiezentrum charakterisiert, hilft uns, unsere Leidenschaft zu erkennen. Sie ist die kreative Energie, die alles verkörpert. Dieses Chakra ist das Zentrum im Körper, in dem die Begierde sitzt, der Ort der Wonne. Wenn wir das fünfte Juwel öffnen, entfachen wir unsere Leidenschaft und halten die Energie am Fließen.

Der orangefarbene Karneol weist elektromagnetische Eigenschaften auf und gilt als mächtiger Stein, der Energie verleiht. Er kann Erinnerungen an die Seelenreise auslösen und was es hier auf Erden zu tun gilt. Die Farbe Orange hilft, die Leidenschaft zu erwecken, und kann alle Organe im Unterbauch und in der Körpermitte stimulieren.

Unsere Leidenschaft ist eine Quelle der Macht. Sie beinhaltet unsere Begeisterung für Kunst, Bücher, Musik, Liebe oder Worte, die uns die Kraft und Fähigkeit verleihen, Berge zu versetzen. Sie haben sicher auch schon einmal eine Sängerin erlebt, die mit Leidenschaft und tiefer Inbrunst singt, jedoch auch eine Darbietung, wenn jemand auf der Bühne steht und ohne Gefühlsbeteiligung praktisch nur die Lippen bewegt. Wir sehnen uns danach, die Spannung und Aufregung zu erfahren, die mit diesem Juwel einhergeht. Wir kennen alle diese flüchtigen Momente, doch wie können wir uns unsere Begeisterung bewahren und sie tagtäglich lebendig erhalten?

Die Sexualenergie ist der Samen unserer Schöpferkraft, aus dem jegliche kreative Energie entspringt. Viele von uns schämen sich ihrer Sexualität; es macht ihnen Angst, als Sexualwesen betrachtet zu werden, und so unterdrücken sie diese kreative Lebensenergie, die durch uns alle fließt. Dieses Denken wird uns seit Jahrtausenden beigebracht. Man hat uns gelehrt, unsere Sexualität zu leugnen, unsere Macht aufzugeben. Die meisten Menschen laufen deswegen ohne Verbindung zu ihren Sexualorganen herum. Ist dieses Chakra aus dem Gleichgewicht oder wird es unterdrückt, werden Geld und Sex zum Thema. Sex ist mit einem Tabu belegt. Dennoch ist der Verkauf von Sex ein Milliardengeschäft, wie an den Sexanzeigen Tag für Tag ersichtlich ist. Dies verdeutlicht uns, dass wir ein duales Model geschaffen haben, um das System aufrechtzuerhalten. Man sagt uns, dass es nicht richtig ist, uns selbst zu befriedigen oder offen mit unserer Sexualität umzugehen, aber dennoch schüren die Medien unsere Sexphantasien. Die menschliche Natur möchte jedoch nicht, dass man ihr vorschreibt, was sie zu tun oder zu lassen hat. Sobald man uns nämlich sagt, was wir nicht haben oder nicht tun dürfen, wollen wir genau das. Dass wir gleichsam darauf programmiert sind, Sex zu wollen, jedoch gleichzeitig Schuldgefühle dabei empfinden, sichert den Fortbestand des patriarchalischen Systems – die Anziehungskraft von Gegensätzlichkeiten.

Lassen wir es zu, dass die alten Muster wegfallen, können wir das Männliche Starke wie auch das Weibliche Nährende als Modell willkommen heißen. Wir wollen unseren Körper durch Berührung hegen und pflegen. Es gilt, die lebendigen Sexualorgane des Körpers zu feiern, wobei wir uns an unserem natürlichen Geschenk Gottes erfreuen. Es liegt in der Natur des Menschen, sich mit anderen zu vereinigen. Da wir unseren Geist zum Leben erwecken, indem wir das Göttliche in den Liebesakt einbringen, kommunizieren wir mit Gott und entzünden die heilige Dreieinigkeit.

Solange uns unsere Intentionen klar sind, ist es akzeptabel, mit jemandem Sex zu haben. Wenn wir allerdings jemanden glauben machen, dass wir eine Beziehung wollen oder für unser Gegenüber tiefere Gefühle hegen, in Wirklichkeit jedoch nie andere Absichten hatten, als seinen Körper zur sexuellen Entspannung zu nutzen, dann zeigt diese Handlungsweise Auswirkungen. Stellen wir hingegen von Anfang an klar, dass wir bloß Sex wollen, und sind beide Beteiligten einverstanden, dann ist das eine saubere Sache, bei der nichts Negatives zurückbleibt.

Dabei gilt es jedoch, Sex und Liebe nicht zu verwechseln. Viele Menschen haben Probleme mit diesem Körperbereich und halten Sex mit ihrem Partner dann für einen Liebesakt. Oder jemand empfindet für einen Menschen Liebesgefühle und will sofort mit dieser Person ins Bett gehen, anstatt das offene Herz dieses Menschen als Segen zu empfangen. Der Liebesakt ist eine Kunst und ein unglaubliches Geschenk, das zwei Menschen miteinander teilen können. Er ist nur mit einem offenen Herzen möglich und dem Wunsch, mit seinem Partner intim zu sein, wobei wir uns selbst auf tieferer Ebene öffnen. Es ist diese geteilte Verletzlichkeit, die entsteht, wenn wir uns dem Göttlichen öffnen, die dann die Vereinigung mit Gott, unserem Partner und mit unserem Selbst schafft. In dieser Position der heiligen Dreieinigkeit vermögen wir zu fühlen, dass alles im Leben eins ist. Wir begreifen gleichzeitig jedoch auch, welch unendliche Möglichkeiten uns stets zur Verfügung stehen.

Wir können diese Lebensenergie in vielerlei Hinsicht nutzen. Unsere Leidenschaft ist die kreative Energie, die in der Welt der Kunst, des Tanzes und der Musik zu erstaunlichen Leistungen inspiriert. Der Liebesakt ist nur ein Mittel, diesen Bereich des Körpers zu aktivieren. Gestatten wir unseren Körpersäften zu fließen, können wir unsere Begeisterungsfähigkeit spüren, jedoch auch den Wunsch, zu leben und kreativ zu sein.

Wie in Kapitel zwei dargestellt, können wir uns eine reine, von Liebe erfüllte Energie bewahren, wenn wir es unserem Mitgefühl erlauben, als Kompass für unsere Leidenschaft zu fungieren. Haben wir einen übermäßigen Sexualtrieb und denken nur an Sex, um ein unmittelbares Bedürfnis oder unsere Lust zu befriedigen, dann fühlen wir uns anschließend häufig leer. Bringen wir hingegen unser Mitgefühl ein, indem wir uns ein offenes Herz bewahren, können wir lernen, den Liebesakt als Form der Vereinigung mit dem Göttlichen zu vollziehen. Unsere Arbeit in der Welt wird inspiriert und beflügelt durch das Wissen, wie man liebt und geliebt wird. Das Herz ist eine wichtige Komponente, um unsere Leidenschaft in ihrer reinen, unverfälschten Form zu entfesseln. Je offener das Herz ist, desto mehr »Brennstoff« haben wir, um unserer Leidenschaft Energie zuzuführen.

❖ Übung ❖

SEINE LEIDENSCHAFT AUSDRÜCKEN

Nehmen Sie sich einen Augenblick Zeit, um sich zu überlegen, welche Art von Bewegung Ihr Körper in diesem Moment gerade braucht. Vielleicht würde es Ihnen ja guttun, sich richtig zu recken und zu strecken, einen zügigen Spaziergang zu unternehmen, zu tanzen oder vielleicht kurz zum Joggen zu gehen. Egal wofür Sie sich entscheiden, nehmen Sie sich die entsprechende Zeit dazu. Bevor Sie in diese Bewegung hineingehen, lassen Sie sich die folgenden Fragen durch den Kopf gehen und fangen Sie an, sich zu bewegen: Wie beziehen Sie sich auf die Welt? Welche Energie verströmen Sie? Sind Sie mit sich, Ihrer Umwelt und den Menschen in Ihrem Leben im Gleichgewicht? Wie sehen Ihre Beziehung zu Gott und Ihre Arbeit auf dieser Welt aus?

Suchen Sie sich eine inspirierende Musik aus und gestatten Sie es ihr, Ihren Körper mit auf eine Entdeckungsreise zu nehmen, die Ihre Leidenschaft befreit. Planen Sie dazu möglichst fünfzehn Minuten ein. Wenn Sie fertig sind, fragen Sie Ihren Körper, was er braucht. Möchten Sie stehen, sitzen oder sich hinlegen? Hören Sie auf Ihren Körper und bewegen Sie sich entsprechend.
Tanzen Sie, spüren Sie die sanften Kurven Ihres Körpers, wie stark Ihr Knochenbau und die Muskeln sind, die es Ihnen ermöglichen, sich zu biegen und beugen. Welche Bewegung vermag Ihre Leidenschaft am besten zu befreien? Haben Sie das Gefühl, dass im oberen Bereich Ihres Körpers eine Blockade sitzt? Wenn ja, dann sollten Sie vielleicht die Arme über den Körper heben, sie nach hinten schwingen oder sie vor sich ausstrecken. Wie ist es um Ihre Hüften und um Ihren Bauch bestellt? Haben Sie das

Gefühl, dort keine Einschränkungen aufzuweisen? Beobachten Sie einfach nur und vollführen Sie, wenn nötig, ein paar Beckenstöße oder bewegen Sie sich wie eine Bauchtänzerin, um etwaige Blockaden in diesem Bereich aufzuheben. Viele Frauen neigen dazu, ungelöste sexuelle Probleme in den Hüften festzuhalten, während Männer eher die Tendenz haben, ungelöste Gefühle im Bauch zu speichern. In beiden Fällen wird der kreative Fluss unterdrückt. Lassen Sie alles los. Sie sind Geist in Ihrem physischen Körper. Dieser Körper ist Ihr Instrument, das Ihre Seele beherbergt. Lassen Sie sie ein göttlicher Ausdruck all dessen sein, was Sie sind. Spüren Sie Ihren Körper. Befreien Sie ihn. Drücken Sie Ihre tiefste Leidenschaft aus, denn Sie sind all das und noch viel mehr. Fahren Sie fort, Ihren Körper zu bewegen, und befreien Sie sich so von Hemmungen, die Ihre Verbindung mit der Lebensenergie blockieren. Wenn Sie diese Erfahrung in vollem Umfang gemacht haben, lassen Sie Ihren Körper still werden und empfangen Sie das Geschenk, das Sie sind. Seien Sie einfach ein paar Augenblicke ganz ruhig und beobachten Sie die verschiedenen Körperempfindungen. Wie fühlt sich Ihr Körper jetzt an? Weniger eingeengt? Fühlen Sie sich offener? Beobachten Sie einfach nur. Nehmen Sie sich ein paar Augenblicke Zeit, um diese Segnungen zu empfangen. Greifen Sie zu Ihrem Tagebuch oder halten Sie Ihre Erfahrung in Form einer Zeichnung fest, um auf diese Weise die Informationen, die diese Übung Ihnen vermittelt hat, zu verankern.

Das Männliche und das Weibliche im Gleichgewicht

In einer Welt ständigen Wandels und Wechsels fällt es vielen Menschen schwer, ein ausgewogenes Leben zu führen. Was können wir nun aber tun, um mehr Harmonie in unser Leben zu bringen? Wenn wir mit beiden Füßen fest über den Boden gehen, wenn wir unser Gewicht gleichmäßig auf die linke, männliche und die rechte, weibliche Seite verteilen, dann ist es einfach, im Zustand des Gleichgewichts zu bleiben.

Doch was passiert, wenn wir zu sehr den männlichen oder weiblichen Aspekt unseres Selbst betonen? Gehen wir verstärkt auf der rechten Seite, besteht eine Tendenz zu Yang-Motiven, nämlich durch die Welt zu preschen, vieles in die Tat umzusetzen, einzugreifen oder sich als treibende Kraft zu verstehen. Liegt das Gewicht hingegen zu stark auf der linken Seite, werden wir schnell zu passiv, sind zu wenig motiviert und übervorsichtig oder bemuttern andere zu sehr. Um im Gleichgewicht zu gehen, müssen wir beide Aspekte unseres Selbst völlig annehmen und ihnen die Freiheit geben, sich auszudrücken; auf diese Weise können wir eine gesunde Lebensweise beibehalten.

Wenn wir die männlichen und weiblichen Energien in uns wecken, ehren wir die Vereinigung von Yin und Yang. Wir tun das, indem wir unsere Aufmerksamkeit darauf ausrichten und darum bitten, unsere weibliche wie auch männliche Seite zu empfangen. Haben wir einen Partner, bietet Intimität eine großartige Möglichkeit, uns selbst zu erforschen. Es ist herrlich, alles, was wir sind, zu feiern, indem wir uns Zeit nehmen für die Freuden der Intimität und es uns gestatten, diese wunderbare Lebensenergie frei und offen durch unseren Körper fließen zu lassen. Wenn wir uns dem Geist öffnen, und es dieser vereinenden Energie gestatten, Triebkraft für unsere Erfahrung zu sein, halten wir in höchstem Maße Zwiesprache mit Gott. Wir müssen unsere Sexualenergie am Fließen erhalten, damit wir uns als vollständiger und fließender Bestandteil der Lebensenergie spüren können, die alles schafft und alles in unserem Leben manifestiert.

Es ist wichtig, sich bewusst zu sein, mit wem man schläft. Bei dieser Intimität zweier Menschen findet nämlich zwischen den Partnern ein Energieaustausch statt. Als Frauen sind wir die

Empfangenden und bekommen somit alles, was unser Partner an Energie, Denkweisen oder Gefühlen auf uns spiegelt; die Gebärmutter erhält diese Informationen. Wenn der Penis in den Schoß mit Liebe eindringt, wird die Frau von Liebe erfüllt. Wegen dieser Liebe wird sie inspiriert, alles zu sein und zu tun, was sie möchte. Wenn andererseits der Penis in eine Frau eindringt und Hass oder eine andere negative Denkweise mit im Spiel ist, spürt sie das in ihrem Körper und handelt entsprechend. Wird sie von Hass, Lust oder Gier erfüllt, schwingt diese Denkweise in ihr mit; sie ist dann voller Selbstzweifel und der Überzeugung, unzureichend zu sein. Sie hat sich dann zwar einem Mann hingegeben, darin jedoch keine Erfüllung gefunden. Stattdessen fühlt sie sich anschließend leer und sehnt sich noch mehr nach Liebe. Oft ist sie verwirrt, weil sie glaubt, diesen Mann zu brauchen, obwohl sie sich eigentlich seine Liebe wünscht. Indem er ihr seine Liebe vorenthält, befindet sie sich in einer Co-Abhängigkeit und kommt nicht weiter, da sie überzeugt ist, mangelhaft beziehungsweise nicht gut genug zu sein.
Diese Art Energieaustausch hat viele Auswirkungen. Er beeinträchtigt das ganze System, da er die Dynamik zwischen Mann und Frau aufrechterhält. Wenn Sie sich in einer derartigen Sexbeziehung befinden, können Sie diese Information der Situation entsprechend nutzen. Ein derartiges Ungleichgewicht hat Auswirkungen auf die gesamte Familie. Als Reaktion enthalten Frauen ihre Liebe dann häufig den Kindern vor, möchten, dass ihre Kinder sie brauchen – wie sie selbst ihren Mann brauchen. Nimmt man die Familie als Mikrokosmos der Welt, lässt sich diese Dynamik auf die ganze Gesellschaft übertragen. Ein Beispiel dafür ist der derzeitige Widerstand, den Frauen verspüren, wenn es darum geht, in einem größeren Kreis zusammenzukommen. In ihrem Frauenkränzchen reagieren sie mit Gehässigkeit, Eifersucht und oberflächlichem Geplauder, weil sie von ihrer Mangelhaftigkeit überzeugt sind. Wir sollten uns also über un-

sere Sexualpartner im Klaren sein. Bevor wir mit ihnen schlafen, sollten wir uns in unserer Mitte fühlen und offen sein, um den Freiraum der Liebe miteinander zu teilen. Es gilt das Tor zu schließen, das negativen Denkweisen Zugang in unser Innerstes verschafft. Wir können das neue Modell mit einleiten, indem wir uns selbst und gegenseitig mit Liebe ehren.

◈ *Übung* ◈

REINIGUNG DER SEXUALITÄT

Nehmen Sie sich einen Moment Zeit, um in Ihre Sexualorgane hineinzuatmen. Wölben Sie beim Einatmen den Bauch heraus, und lassen Sie dann los. Machen Sie das mehrere Atemzüge lang so und öffnen Sie Ihren Körper. Wenn Sie so weit sind, fahren Sie fort, unmittelbar in den Beckenbereich hineinzuatmen. Gestatten Sie sich, völlig im Augenblick zu sein, und fühlen Sie Ihre Sexualität. Erwecken Sie Ihre Körpersäfte durch den Atem. Stellen Sie sich Ihre Sexualorgane vor, und schicken Sie ihnen Liebe. Visualisieren Sie, wie sich Ihr gesamter Beckenbereich herrlich öffnet. Gestatten Sie sich, in Ihren Körper hineinzuschauen, und sehen Sie, wie diese Organe geformt sind, und ob Sie gesund sind. Je nachdem, ob Sie ein Mann oder eine Frau sind, schauen Sie in Ihre Eierstöcke, in die Scheide und in die Gebärmutter beziehungsweise in die Hoden sowie in den Penis. Was genau sehen Sie? Wenn Sie den Eindruck haben, dass etwas nicht so ist, wie es sein sollte, stellen Sie das einfach fest, und schicken Sie dann ein paar liebevolle Gedanken in der orangeroten Farbe eines Karneols in die betreffenden Organe. Fokussieren Sie Ihre Energie in Ihrer Gebärmutter beziehungsweise in Ihrem Penis. Bitten Sie nun darum, jegliche Negativität, die in diesen Bereichen sitzt, aufzulösen. Beobachten Sie dann, wie die Energie Ihren Körper durch die Füße verlässt. Wenn Sie das Gefühl haben, irgendwie blockiert zu sein, fragen Sie Ihren Körper, was genau er braucht, damit er sich sicher genug fühlt, um sich öffnen zu können. Hören Sie, was Ihr Körper Ihnen sagt. Egal worum es sich handelt, würdigen Sie sich, indem Sie auf diese Einsicht positiv reagieren.

Wenn Sie mehrere Sexualpartner hatten, ist es wichtig, sämtliche energetische Verhaftungen aufzulösen – ein Akt der Reinigung, auch Clearing genannt. Wir können vergangene Beziehungen jahrelang mit uns herumtragen, wenn wir diese alten Bindungen nicht entsprechend entlassen. Es ist wichtig, in eine neue Beziehung mit reiner Energie zu gehen und Rückstände aus früheren Zeiten zu vermeiden. Viele Menschen haben sich energetisch gebunden, was eine Loslösung erschwert.

Planen Sie in den nächsten Tagen Zeit ein, um sich ein heiliges Ritual zu schaffen. Nehmen Sie sich einen Augenblick Zeit, um zu Ihrer Mitte zu finden, und listen Sie dann all die Menschen auf, zu denen Sie Sexualkontakte hatten. Schreiben Sie einen Namen nach dem anderen nieder, wobei Sie darauf achten, auch wirklich keinen zu vergessen. Sobald Sie damit fertig sind, nehmen Sie ein schönes Bad mit Badesalz aus Hawaii, denn es löst negative Energien besonders gut.

Zünden Sie eine Kerze an, und entspannen Sie sich in der Wanne. Lassen Sie vor Ihrem geistigen Auge nun einen Sexualpartner nach dem anderen vorbeiziehen, sagen Sie ihm – oder ihr – alles, was Sie für notwendig erachten, und dann entlassen Sie diesen Menschen, indem Sie die energetische Verbindung, die Sie sehen, kappen. Einige dieser Verbindungen werden sich als schwieriger erweisen als andere. Ist das der Fall, dann gilt es, eine besondere Anstrengung zu unternehmen, damit Sie sich auch wirklich sicher sein können, die betroffene Person entlassen zu haben. Nehmen Sie sich Zeit für diese Übung, damit Sie auch wirklich alles energetisch klären. Sobald Sie ein

Gefühl der Vollendung empfinden, erfreuen Sie sich an Ihrem schönen Körper, und würdigen Sie Ihr Werk, das Sie für sich getan haben. Schicken Sie nun mit dem Herzen und anderen offenen Chakren Liebe in Ihre Sexualorgane, und gestatten Sie ihnen, aufgrund der in ihnen wohnenden Leidenschaft schier überzufließen. Feiern Sie alles, was Sie sind, denn das ist Ihr göttliches Geburtsrecht. Die Selbstliebe, die auf dieses Ritual folgt, ist besonders reinigend und verankert Ihre Leidenschaft wieder fest in Ihnen. Den eigenen Körper liebevoll zu berühren hat etwas überaus Heilendes.

Kontrolle

Wenn wir aus einer Fehlfunktion heraus handeln, befinden wir uns in einem Zustand der Angst und wollen dementsprechend Kontrolle ausüben. Viele von uns haben ein Problem mit dieser Kontrolle, was sich in dem Wunsch manifestiert, an etwas festzuhalten: an einem Gedanken, an Überzeugungen. Oder an einer anderen Person, was dann dazu führt, dass sie sich nicht weiterentwickeln können, geradezu feststecken. Oft entsteht ein Kontrollproblem auch durch Missbrauch der Sexualenergie. Ein blockiertes Beckenchakra hat sexuelle Manipulation, Macht und Geldgier zur Folge. Ein Großteil unserer Gesellschaft bedient sich dieser Fehlfunktion, welche die Menschheit seit Jahrtausenden in Furcht versetzt.

Wir wollen nun unser Leben ins Gleichgewicht bringen, indem wir unsere kreative Sexualenergie auf eine positive Weise öffnen und nutzen. Um diese Energie auszubalancieren, ist es wichtig, Licht auf unsere eigene dunkle Seite zu werfen, nämlich auf all die Anteile von uns, die wir eigentlich niemandem zeigen wollen. Es gibt zig Familiengeheimnisse und auch andere verleugnete Anteile unserer Persönlichkeit, die im Zellgedächtnis des Körpers zu Hause sind. Diese dunkle Seite, das Dunkel, kann als unbewusster Denkansatz verstanden werden im Sinn von Gier, Lust, Hass, Neid oder sonst etwas, das uns von unserer Mitte entfernt. Wenn wir Licht in dieses Dunkel bringen, heilen die verleugneten Anteile, denn Dunkelheit tendiert immer zum Licht. Mit Dunkelheit ist in diesem Zusammenhang schlichtweg das Unbekannte gemeint. Sobald wir das Dunkle erhellen, müssen wir keine Angst mehr haben, denn wir sehen und fühlen es dann und können somit mit ihm umgehen.

◇ *Übung* ◇
DIE DUNKELHEIT ANNEHMEN

Visualisieren Sie Ihr liebstes Fleckchen Erde am Meer. Wo sind Sie? Verbinden Sie sich mit dem Wesen des Wassers. Erlauben Sie dem Wasser, über Ihren Körper zu spülen und jegliche Negativität oder problematischen Gefühle wegzuwaschen. Machen Sie sich Ihre persönliche Problematik richtig bewusst, und bitten Sie um Ihre Heilung. Werden Sie zu Wasser. Spüren Sie, wie sich Ihr Körper wie Ebbe und Flut bewegt und dahintreibt. Empfinden Sie das kühle Nass um sich herum, während Sie vom seidigen tiefblauen Ozean erfüllt werden. Bereiten Ihnen diese ungewollten Gefühle Schwierigkeiten, stellen Sie sich vor, wie Sie mit Delphinen schwimmen. Spüren Sie, dass Sie absolut sicher sind, als ob Sie das sanfte, spielerische Wesen dieser Tiere hätten, und lassen Sie sich von ihnen trösten. Gestatten Sie sich, sich von den Delphinen bei dieser Reinigung behilflich sein zu lassen. Bereichern Sie Ihr Leben und waschen Sie alle Sorgen weg. Lassen Sie negative Gedanken, Gefühle und Menschen hinter sich. Verweilen Sie einige Augenblicke in dieser Position, während Sie dieses befreiende Bad nehmen.

Wenn Sie so weit sind, nehmen Sie sich einen Augenblick Zeit, um über Ihre Absicht nachzudenken. Was wünschen Sie sich jetzt am meisten im Leben? Ich möchte als Beispiel Überfluss verwenden. Schaffen Sie sich eine Selbstaussage wie »Ich bin Überfluss«. Denken Sie nun an das Schlimmste, was Ihnen im Zusammenhang mit dieser Intention passieren könnte. Fällt Ihnen dazu absolut nichts ein, schauen Sie sich das Gegenteil Ihres Wunsches an. Das Schlimmste könnte beispielsweise Ihre Angst vor Obdachlosigkeit sein – in Armut auf der Straße zu leben, ohne Geld, um die Rechnungen zu bezahlen und Ihre Kinder zu ernähren. Nehmen Sie sich einen Augenblick Zeit, um mit Ihrer persönlichen Furcht im Zusammenhang mit dieser Intention in Kontakt zu kommen. Sind Sie so weit, atmen Sie mehrmals tief in den Bauch hinein. Atmen Sie weiter ein und aus. Sehen Sie nun, ob Sie Ihren Atem auf die Stelle in Ihrem Körper lenken können, wo Sie diese Furcht spüren und festhalten. Lauschen Sie Ihrem Körper. Richten Sie Ihre Aufmerksamkeit ins Innere dieses Körperteils. Was empfinden Sie? Schauen Sie, ob Sie mit Ihrem Gefühl in Kontakt kommen können, und gestatten Sie sich, ein paar Augenblicke bei dieser Empfindung zu verweilen.

Dieser Prozess fällt den meisten Menschen schwer. Wir fühlen uns irgendwie unbehaglich, wenn wir unsere Dunkelheit annehmen sollen. Versuchen Sie, sich über Ihre Kuschelzone hinauszubewegen. Probieren Sie es einfach einmal. Was haben Sie schon zu verlieren? Das ist Ihr Leben. Wenn Sie es nicht versuchen, wer denn dann? Niemand kann Ihnen das abnehmen. Es ist Ihre Entscheidung. Gehen Sie tiefer in sich, und gestatten Sie es sich, präsent im Hier und Jetzt zu sein. Sitzen Sie da mit Gefühlen wie Verzweiflung, Groll, Ärger, Traurigkeit oder was auch immer. Vielleicht ist es ja eine alte Angewohnheit, dass Sie sich nicht gut oder wertvoll genug fühlen, um etwas zu empfangen. Oder vielleicht haben Sie Schuldgefühle, weil Sie Ihr Ziel nicht erreicht haben.

Vertrauen Sie darauf, dass es sich bei dem sich einstellenden Gefühl genau um den Aspekt handelt, an dem Sie am notwendigsten arbeiten müssen. Es ist aus einem ganz bestimmten Grund aufgestiegen. Nimmt das Unwohlsein überhand, versuchen Sie, sich wieder mit den Delphinen zu verbinden. Hören Sie ihren Ruf, schauen Sie ihnen in die Augen, und gestatten Sie es ihnen dann, Ihnen zu helfen, damit Sie sich wieder wohl fühlen. Sobald Sie ein klares Gefühl haben, halten Sie so lange daran fest wie nötig. Sitzen Sie in tiefer Versenkung da, und lassen Sie jede Emotion zu, die an die Oberfläche kommen will. Diese Emotion ist die notwendige Energie, die Ihnen dabei helfen wird, das Gefühl loszulassen. Gestatten Sie sich das Geschenk, das diese Bewusstheit bedeutet. Oft meinen wir, etwas zu fühlen, bleiben aber in der Theorie darüber verhaftet. Wenn Sie sich nicht sicher sind, ob Sie eine Empfindung haben oder nicht, konzentrieren Sie Ihre Aufmerksamkeit auf das Herz, indem Sie in es hineinatmen. Vielleicht möchten Sie ja eine Hand auf Ihr Herz legen, damit Sie sich besser damit verbinden können. Ihr Herz lügt nicht. Was sagt es Ihnen?
Nur keine Eile. Nehmen Sie sich die notwendige Zeit, um in dieser Übung wirklich aufzugehen. Es ist überaus wichtig zu lernen, mit den eigenen dunklen Gefühlen entspannt umzugehen. Nachdem Sie, so lange wie nötig, bei Ihrer Furcht verweilt haben, gönnen Sie sich ein paar Augenblicke der Stille und spüren Sie dem neuen Zustand der Bewusstheit in Ihrem Körper nach. Wie fühlen Sie sich jetzt? Kommt Ihnen Ihr Körper leichter vor? Sind Sie müde? Fühlt sich Ihr Körper erschöpft an? Gefühle enthalten Energie und können Ihren physischen Körper total auszehren. Nehmen Sie sich die Zeit, um sich durch eine angemessene Ruhepause zu ehren. Stellt diese Übung eine zu große Herausforderung für Sie dar, haben Sie vielleicht den Wunsch, einen Heiler aufzusuchen, der Ihnen als Fachmann hilft, von diesem dunklen Denken ablassen zu können.

Oft fällt uns ein enormer Unterschied auf, der sich einstellt, nachdem es uns möglich war, etwas Wichtiges loszulassen. Wenn jemand an einem alten Groll festgehalten hat, und es ihm schließlich gelungen ist, damit in Kontakt zu treten, empfindet derjenige ein Gefühl der Erschöpfung aufgrund dieses Akts des Loslassens. Kann jemand seinen Wunsch aufgeben, einen anderen Menschen zu kontrollieren, fühlt sich dieser Mensch plötzlich viel leichter. Indem Sie regelrecht in Ihre Furcht hineingehen, wird Ihnen klar, dass die wahrgenommene Situation nur eine Täuschung ist. Egal worum es sich handelt, erkennen Sie diese Angewohnheit, und nehmen Sie sich ein paar Minuten Zeit, um mit Ihrem Muster in Kontakt zu kommen. Wenn Sie so weit sind, entlassen Sie die Angewohnheit, indem Sie sich von ihr verabschieden und die Delphine bitten, mit ihr davonzuschwimmen.

Fühlen Sie sich in dieser Position der Ruhe von bedingungsloser Liebe umgeben. Denken Sie an die Menschen, die Sie wirklich von Herzen lieben, und stellen Sie sich vor, dass Sie in diesem Moment von ihnen umgeben sind. Vielleicht erinnert Sie ja das Meer an bedingungslose Liebe, Ihr Liebhaber beziehungsweise Ihre Liebhaberin, die Blumen oder auch Ihr Lieblingstier. Was auch immer, empfangen Sie dieses Gefühl als Geschenk und verweilen Sie einige Augenblicke dabei. Ist es nicht herrlich, all diese Liebe zu empfinden? Wie fühlt sich Ihr Körper jetzt an? Bleiben Sie eine Weile bei ihm und geben Sie sich diesem Gefühl der Liebe völlig hin.

Bedenken Sie, dass Sie stets die Wahl haben. Sie können jeden Augenblick entscheiden, ob Sie verweilen wollen oder nicht, ob Sie sich zu einer Anrufung entschließen oder nicht, ob Sie zuhören oder nicht. Egal worum es sich handelt, vergessen Sie nie, dass die Entscheidung allein bei Ihnen liegt. Vielleicht verspüren Sie ja jetzt den Wunsch, Ihr Tagebuch herauszuholen und Ihre Erfahrungen niederzuschreiben? Wenn Sie damit fertig sind, beobachten Sie, wie Sie sich fühlen. Verweilen Sie so lange bei diesem Gefühl, wie Sie nur können. Schauen Sie, ob Sie den zentralen Gedanken oder das zentrale Gefühl herauszufinden vermögen, das Sie dorthin gebracht hat. Es inspiriert Sie zu einer Veränderung.

Fühlen Sie sich, nachdem Sie Ihre Dunkelheit ans Tageslicht gebracht haben, in dieser neu entdeckten Position der Bewusstheit nun ausgeglichener? Fühlen Sie sich wohl in einem Zustand, in dem Sie verletzlich und entblößt sind? Üben Sie sich nun weiterhin darin, Ihre Dunkelheit zu enthüllen – Sie werden letztendlich Ihrem Selbst in all seinen Facetten begegnen. Wir sind nur so dunkel wie unsere Geheimnisse. Wenn wir unsere Segnungen und das Geschenk unseres angeborenen Seins behindern, blockieren wir im Wesentlichen unsere Energien. Es ist wichtig, jeden Anteil unserer Persönlichkeit in vollem Umfang zu würdigen und aus dem Verborgenen zutage zu fördern. Absolut gegenwärtig miteinander umzugehen ist das wahre Geschenk, das wir hier auf Erden mit anderen teilen sollen. Somit wollen wir nun also voll gegenwärtig hier in unserer Leidenschaftlichkeit hervortreten und uns von Seele zu Seele mitteilen.

Nachdem wir nun unsere Leidenschaft willkommen geheißen haben, indem wir unsere Aufmerksamkeit auf uns als Sexualwesen gerichtet haben, fühlen wir uns allmählich stärker. Wir verstehen, wie wichtig es ist, ein klares Gefäß zu sein ohne Verhaftungen in vergangenen Beziehungen. Wir wissen, dass der Weg der Einweihung es erforderlich macht, unsere Dunkelheit zu enthüllen. Für diese Bewusstheit wollen wir uns nun bedanken, indem wir laut in Form eines Mantra oder Liedes begeistert zu uns sagen:

»Ichbin Leidenschaft, ichbin Leidenschaft, ichbin Leidenschaft.«

Diese Worte wollen wir im tiefsten Kern unseres Seins Widerhall finden lassen. Erkennen Sie sich als leidenschaftliches Wesen, das so funkelnd wie ein orangefarbener Karneol lebt, wobei Ihr inneres Licht hell erstrahlt.

Es braucht Mut, in absoluter Gegenwärtigkeit hervorzutreten, denn die meisten Menschen verstecken sich lieber hinter den Schleiern der Illusion, als es zu riskieren, ihr göttliches Wesen auszudrücken. Doch wir wollen nun dieses Risiko eingehen, indem wir all unseren Mut zusammennehmen und einen Schritt nach vorn in Richtung persönlicher Stärke machen.

KAPITEL 6

Mut

Welch ein herrliches Gefühl, auf einem Berggipfel zu stehen und zu sagen: »Ich habs geschafft!« Dieses Gefühl empfinden wir auch, wenn wir nach unserer langen Suche nach Wahrheit schließlich Zeuge einer Szene werden, bei der jemand als verdienter Sieger hervorgeht, und Gerechtigkeit herrscht. Um mit einer alten Angewohnheit zu brechen, braucht man Mut. Sein Schubladendenken und gewohnte Verhaltensweisen aufzugeben macht ebenfalls Mut erforderlich. Eine starke Führungspersönlichkeit begründet sich auf Mut. Gemeint ist also die Fähigkeit, auf seine inneren Instinkte zu vertrauen und ihnen auch Folge zu leisten. Man braucht Mut, um sich von der Masse abzuheben und nicht wie ein Schaf nur der Herde hinterherzurennen. Man braucht Mut, um seinen individuellen Weg der Wahrheit zu gehen und dabei zu riskieren, wichtige Menschen oder lieb gewonnene Objekte zu verlieren. Wie können wir nun aber unser inneres Selbst stärken, damit wir auch wirklich den Mut finden, unsere Träume zu leben?
Das **sechste innere Juwel**, der Mut, ist samt seinem starken, gelb-goldenen Energiezentrum im Solarplexus unseres Körpers zu Hause. In diesem Körperbereich finden sich viele innere Organe, so auch die Leber, die Nieren, die Gallenblase und der Darm. Der *goldfarbene Zitrin* reguliert als Juwel unser Verdauungssystem, die Fähigkeit, die zugeführten Speisen aufzunehmen, sowie das Leben, das wir führen. Sind wir nicht in der

Lage, unser Leben so anzunehmen, wie es augenblicklich ist, weil wir es kontrollieren wollen, verstopft dieser Körperbereich, und Verdauungsproblemen sind die Folge.

Der goldfarbene Zitrin wird seit alters her verwendet, um das Bewusstseinsniveau anzuheben, nämlich von niedrigen Energieschwingungen zu einem höheren Willen hin. Dieser Stein leistet gute Dienste, um die Dichte des menschlichen Körpers zu durchdringen, denn er weist heilende Eigenschaften auf, die auf der Aussendung von Ultraschallfrequenzen beruhen. Der Edelstein hilft, den inneren Mut eines Menschen zu stärken.

Benutzt jemand die Redewendung »Das habe ich im Urin«, so meint er das intuitive Gefühl, das im Solarplexus zu Hause ist. Halten wir uns an dieses Gefühl, sind wir zum richtigen Zeitpunkt am richtigen Ort. Oft hört man dann jemanden sagen: »Also irgendwie habe ich das geahnt.«

Wir wollen nun die Beziehungen in unserem Leben als Maßstab für die Gesundheit dieses Energiezentrums heranziehen. Gesunde Beziehungen sind ein gutes Anzeichen für ein starkes Selbstgefühl. Ungesunde Beziehungen schaffen Selbstzweifel, mangelndes Selbstvertrauen und Probleme mit dem Selbstwertgefühl. Alle unsere Beziehungen zur Außenwelt leisten einen Beitrag zu einem besseren Selbstverständnis, damit wir unsere Willenskraft erkennen und auch nutzen.

Wille

Wille ist unsere Entschlossenheit zu handeln. Sobald jemand den Mut gefunden hat, eine Veränderung vorzunehmen, ermöglicht ihm sein Wille, diese auch in die Tat umzusetzen. Möchte hingegen jemand anderer, dass wir etwas tun, passiert oft gar nichts. Es ist schwierig, ohne unseren Willen einen Schritt nach vorn zu machen. Der menschliche Wille ist ein unglaubliches

Geschenk, das Gott uns gegeben hat, um auf dieser Welt Bewegung zu schaffen. Die Menschen streben stets danach, sich zu verändern, weiterzukommen und zu wachsen. Nichts vermag uns stillstehen zu lassen – selbst wenn wir meinen, im Leerlauf zu sein, ist das nicht der Fall. So ist das Leben eben.
Unser Willenszentrum ist unsere persönliche Macht. Oft leugnen wir diese Tatsache und überlassen unsere Macht anderen. Leider passiert dergleichen tagtäglich. Wir haben gelernt, außerhalb von uns selbst nach Bestätigung zu suchen. Wir orientieren uns an unseren Eltern, Geschwistern, Arbeitskollegen, der Gesellschaft, der Regierung und der Kirche. Wir haben weltweit ein Umfeld geschaffen, das einigen wenigen Personen die Macht in die Hände legt. Es ist Zeit, dass wir für unser Leben wieder die Verantwortung übernehmen und unsere Macht zurückfordern. Wir können damit anfangen, indem wir unseren Willen Familie und Freunden gegenüber durchsetzen. Das nächste Mal, wenn Sie das Bedürfnis haben, Freunde nach deren Meinung zu fragen, sollten Sie sich das zweimal überlegen. Müssen Sie das wirklich? Oder suchen Sie einfach nur Bestätigung? Wenn – anders herum – Sie um Ihre Meinung gebeten werden, fragen Sie denjenigen doch einfach, was er selbst denn für am besten erachtet. Wir alle sollten Verantwortung übernehmen, und zwar jetzt gleich!

⬥ *Übung* ⬥

DER WILLE ZUM POSITIVEN

Nehmen Sie sich einen Augenblick Zeit, um sich darauf zu konzentrieren, was Sie in Ihrem Leben erreicht haben. Suchen Sie sich ein Plätzchen, wo Sie sich wohl fühlen, und schlagen Sie Ihr Tagebuch vor sich auf. Atmen Sie tief durch und lassen

Sie Ihren Verstand klar werden. Fängt er an, eine Lawine von negativem Denken und Urteilen hervorzubringen, betrachten Sie sie und spüren Sie nach, was eigentlich mit Ihnen los ist. Schauen Sie, ob Sie die zentrale Wahrheit dieses Gefühls entdecken. Seien Sie dabei sehr aufmerksam.

Wie fühlen Sie sich? Achten Sie auf alle Gefühle, die womöglich in Ihnen aufsteigen. Wer oder was verursacht das Urteil? Wessen Stimme(n) hören Sie – die Ihrer Mutter, Ihres Vater oder von jemand anderem? Wo hat das Muster seinen Ursprung? Ist es durch Ihre Erziehung oder Ausbildung bedingt? Wenn ja, würdigen Sie diese Tatsache einfach und lassen Sie los. Halten Sie nicht daran fest, denn das wird Sie nur bedrücken. Atmen Sie noch mehrere Male tief durch, um Rückstände dieser Erinnerungen auszulöschen, und richten Sie Ihre Konzentration nun auf bedeutsame Ereignisse, bei denen Sie sich gut und stark gefühlt haben. Es muss keine große Sache sein, entspannen Sie sich einfach, und spüren Sie Ihren Errungenschaften nach. Betrachten Sie alle Ihre Lebensbereiche. Schwelgen Sie in der Freude dieser Augenblicke. Sie haben all das geschafft und noch viel mehr.

Wie fühlen Sie sich in diesem Moment? Ist es nicht herrlich, sich zu erinnern, wer Sie wirklich sind? Das ist Ihr Leben! Ihr Mut und Ihre Kraft, Bewegung in Ihr Leben zu bringen, ehren Sie. Wenn Sie aus irgendeinem Grund nicht in der Lage sind, eine Stärke zu entdecken, auf der Sie aufbauen können, entspannen Sie sich einfach. Das ist auch in Ordnung. Aber Sie können sich sicher sein, dass Sie bereits viel erreicht haben, denn sonst würden Sie dieses Buch hier ja gar nicht lesen. Wenn Sie den Eindruck haben, nicht weiterzukommen, auch gut. Würdigen Sie diese Tatsache, und verharren Sie in diesem Zustand. Versuchen Sie, mit Ihren Gefühlen wirklich in Kontakt zu kommen. Sind Sie verärgert? Fühlen Sie sich wie ein Versager? Vielleicht hat es ja den Anschein, als hätten Sie gar nichts geschafft und als würden Sie bloß herumhängen und warten, dass etwas passiert. Danken Sie sich für diese Bewusstheit, und machen Sie sich klar, dass diese erhellende Erkenntnis ebenso wertvoll ist wie alles andere auch.

Sobald Sie dieses Stadium überwunden haben, werden Sie schließlich fähig sein, zumindest einige positive Errungenschaften zu erkennen. Nehmen Sie sich ein paar Augenblicke Zeit, um Ihre Erfahrungen festzuhalten. Alles, was Ihnen in den Sinn kommt, ist bestens. Fällen Sie kein Urteil darüber.

Veränderung

Das einzig Konstante im Leben ist unser ständiger Wandel. Alles ist Energie und in Bewegung. Nichts bleibt gleich. Allein der Versuch, sich nicht zu verändern, birgt schon Veränderung. Oft widersetzen sich Menschen einer Veränderung, selbst wenn es sich um etwas Positives handelt, weil ihnen das Unbekannte Angst macht. Wir sind Gewohnheitstiere und haben es gern gemütlich. Selbst wenn es uns total schlecht geht, ist es oft einfacher, in diesem Elend zu verharren, als eine Veränderung in Betracht zu ziehen. Diese Ungewissheit kann gemischte Gefühle und Emotionen auslösen, und ist das der Fall, was soll man dann tun? Einen Schritt nach vorn wagen oder lieber doch nicht? Am Alten festhalten oder loslassen? Woher soll man wissen, welche Richtung man einschlagen soll?

Ungewissheit ist das Geheimnis. Und im Geheimnis wohnt das Chaos. Chaos ist die Energie, der Ideen und Handlungen entspringen. Wenn sich jemand im Chaos befindet – egal in welcher Hinsicht –, ist er in der Lage, sich seiner Ungewissheit als Gefühl bewusst zu sein. Das ist eine Gabe. Sobald Sie mit dieser Ungewissheit vertraut sind, stellt sie sich Ihnen nicht mehr als unbekanntes dunkles Loch dar, das Furcht auslöst. Sie fühlt sich vielleicht etwas unbequem an, aber gestorben ist noch keiner daran. Das Chaos fühlt sich oft irgendwie »klebrig« an und weist einen stoßenden Rhythmus auf. Sind Sie in der Lage, diese »Klebrigkeit« zu fühlen, und können Sie die Schwingung zulassen, um eine Veränderung leichter herbeizuführen, dann wird Ihnen bewusst, dass es sich einfach um eine weitere Erfahrung handelt – nicht mehr oder weniger, einfach nur die nächste eben. Mit diesem Verständnis haben Sie soeben das Chaos geschenkt bekommen.

Es gilt allerdings sicherzustellen, dass wir Ungewissheit nicht mit Unentschlossenheit verwechseln. Ungewissheit meint die Position des Nichtwissens, wenn sich einem etwas als Geheimnis darstellt, während Unentschlossenheit festgefahrene Energie ist und einen Mangel an Klarheit erzeugt. Solange jemand Liebe empfindet und weiß, dass er frei wählen kann, schafft das ein Gefühl von Sicherheit. Man kann nicht in zwei Zuständen gleichzeitig sein. Man kann also beispielsweise nicht glücklich sein und im gleichen Moment auch traurig. Man ist entweder das eine oder das andere. Das Gleiche gilt für Ärger und jedes andere Gefühl. Sobald wir uns die Freiheit nehmen, unsere authentischen Gefühle zu erfahren – egal welcher Art –, lernen wir, uns selbst gegenüber aufrichtig zu sein, und zwar ohne ein Urteil zu fällen. In dem Moment, wenn jemand versucht, zwei Dinge gleichzeitig zu empfinden, blockiert er sein Energiesystem. Dann ist diese Person aufgrund ihrer Unentschlossenheit wie gelähmt und weder glücklich noch traurig, sondern in sich verkrampft.

💎 *Übung* 💎

EINE ENTSCHEIDUNG TREFFEN

Denken Sie an eine Entscheidung, die Sie fällen müssen. Sind Sie sich nicht im Klaren, welche Wahl Sie treffen oder welchen Weg Sie nehmen sollen, durchleuchten Sie Ihren Körper, um herauszufinden, wo genau Sie Ihre Verwirrung festhalten. Schließen Sie die Augen, während Sie mehrmals tief in den Bauch atmen. Fangen Sie oben am Kopf an und gehen Sie von dort durch Ihren Körper bis hinunter zu Ihren Fußsohlen, wobei Sie nach jeglichen Spannungen Ausschau halten. Dort halten Sie diese verwirrte Energie möglicherweise fest. Sobald Sie den Bereich in Ihrem Körper ausgemacht haben, denken Sie über Ihre Situation nach und beobachten Sie, welche Gefühle sich einstellen. Spüren Sie ihnen jetzt nach. Fühlen Sie sich wohl? Ist Ihr Körper in einem bestimmten Bereich verspannt oder blockiert? Sind Sie verärgert oder von Furcht erfüllt? Können Sie die Spannung spüren, die diese mangelnde Klarheit hervorruft?

Nehmen Sie sich nun einen Augenblick Zeit, um eine Entscheidung zu treffen. Der Gedanke mit dem höchsten Energiefeld ist sicher die beste Wahl. Sie bestimmen jedoch, mit welchem Sie als Erstes arbeiten wollen. Sie haben bereits den Sachverhalt gewählt, der größerer Klarheit bedarf. Spüren Sie ihm in Ihrem Körper noch einmal nach und beobachten Sie, wo genau Sie ihn empfinden. Wie geht es Ihnen dabei? Fühlen Sie die gleiche Spannung, die Sie in der Position der Verwirrung empfunden haben, oder ist sie irgendwie verändert? Sie werden wahrscheinlich eine Ausdehnung spüren oder auch die Befreiung von der vorherigen Energiestagnation empfinden, nämlich dem Gefühl, nicht weiterzukommen. Wiederholen Sie diese Übung im Lauf der Zeit mehrere Male, und beobachten Sie, wie sich Ihr

Körper hinsichtlich der verschiedenen Szenarien in Ihrem Leben jeweils anfühlt. Wenn Sie sich in dieser Erfahrung mehrmals geübt haben, werden Sie langsam eine Veränderung in Ihrem Leben und im Ausmaß der Anspannung in Ihrem Körper bemerken. Denken Sie immer daran, die Dinge in Fluss zu halten, denn Entschlusslosigkeit führt zu Stagnation.

Veränderung hat mit Bewegung zu tun. Es handelt sich um die Transformation, die jemanden von einem Ort zu einem anderen bringt. Oft ist das gar nicht so einfach, doch daraus kann die Freiheit erwachsen, auch den nächsten Schritt zu wagen. Das lässt sich am Beispiel von jungen Leuten gut verdeutlichen. Der Körper von Jugendlichen verändert sich, Hormone kommen ins Spiel, und diese jungen Menschen bereiten sich darauf vor, allein in die Welt hinauszugehen. Das kann Angst und Furcht auslösen. Dennoch entsteht gleichzeitig ein Gefühl persönlicher Freiheit, denn die Jugendlichen finden zu ihrem individuellen, göttlichen Ausdruck, zu ihrer Persönlichkeit, ohne im Schatten der Eltern zu stehen. Es ist herrlich, diese Erfahrung als junger Mensch zu machen. Für die Eltern stellt diese Zeit der Ablösung allerdings die größte Herausforderung bei der Erziehung ihrer Sprösslinge dar.

Das nächste Mal, wenn jemand in Ihrer Umgebung wegen eines Gedankens, einer Idee oder einer Handlungsweise feststeckt und sich ungewiss ist, welche Entscheidung am besten zu treffen ist, erinnern Sie diese Person einfach daran, dass es Kategorien wie richtig und falsch nicht gibt, sondern nur unterschiedliche Entscheidungen. Helfen Sie demjenigen, einen Schritt in die Richtung zu tun, die ihm am einleuchtendsten erscheint und ihm die größte Hoffnung gibt. Und wenn derjenige das nicht zu sagen weiß, dann veranlassen Sie ihn, einfach irgendeinen Schritt zu tun. Jede willentliche Bewegung lohnt. Einer der herrlichen Aspekte des Lebens ist, dass wir keinen Fehler (Englisch: *mistake*) begehen können, was sich im Englischen an dem Wortspiel *mistake – miss-take* ganz gut verdeutlichen lässt. Wer seinen Fehler als *miss-take* begreift, hat keinen gemacht, sondern es einfach nur verpasst (Englisch: *to miss*) zuzugreifen (Englisch: *to take*). Natürlich kann es enorme Konsequenzen haben, wenn jemand das Gesetz bricht, aber eine Entscheidung hat derjenige dennoch getroffen. Wenn wir bedenken, dass wir nur Menschen sind, dann machen wir eben Umwege, straucheln und fallen, lachen und weinen. All das macht die Reise zu dem, was sie ist.

Ablenkungen

Oft ist uns unsere Intention unklar. Wir wissen nicht, welche Absicht wir eigentlich hegen. Das ist nicht gut oder schlecht, sondern es ist schlichtweg eine Tatsache. Wenn wir uns unserer Intention klarwerden, erlangen wir ein besseres Verständnis für unsere Arbeit hier auf Erden und wie wir uns auf andere Menschen beziehen. Das gehört mit zum Abenteuer und zur Schönheit der Reise. Jeder Schritt ist ein wichtiger Bestandteil, der uns ein tieferes Verständnis für unseren Weg ermöglicht. Wer einen Schritt auslässt, gibt sich nicht die Chance, die vielen Hindernisse wie auch Segnungen, die sich uns bei der Annäherung an unsere Absicht offenbaren, zu erfahren.

Für die meisten von uns stellen die Probleme anderer Menschen die größte Ablenkung von sich selbst dar. Viele verbringen Jahre damit, sich in ihrem Leben auf ihre Mitmenschen zu konzentrieren, anstatt auf sich selbst. Wie oft haben Sie schon den Retter in der Not gespielt oder kennen Leute, bei denen das der Fall war? Ich würde Ihnen gern helfen, Ihr Leben auf die Reihe zu kriegen. Oft verbringen wir Stunden damit, jemand anderem – so gut wir eben imstande sind –, aus der Patsche zu helfen, obwohl wir unsere eigenen Probleme noch nicht gelöst haben.

Wir wollen nun einmal über unseren Wunsch, einander zu helfen, nachdenken, indem wir die wahre Intention aufdecken, die dahintersteht. Möchten wir Aufmerksamkeit auf uns ziehen? Sind wir geltungsbedürftig? Es ist einfacher, sich auf jemand anderen zu konzentrieren als auf unsere eigenen Probleme. Je mehr Klarheit wir hinsichtlich unserer eigenen Person gewinnen, desto besser erkennen wir, wie oft wir uns auf die Außenwelt konzentrieren. Stellen wir fest, dass wir keine reinen Absichten hegen, sollten wir für diese Erkenntnis dankbar sein. Und nun denken Sie einmal über Folgendes nach: Aus welchem Grund glauben wir überhaupt, dass wir das Recht haben, jemandem seinen Schmerz, sein Problem oder seinen Entwicklungsprozess abzunehmen? Für wen halten wir uns eigentlich? Wenn jemand wieder einmal auf die Nase fallen muss, um zu begreifen, dass man nicht über einen kaputten Zaun steigt, dann muss derjenige das tun, um seine Reise besser zu verstehen. Das ist schon gut so. Seine Seele weiß, was sie tut. Wir befinden uns nie in der – anmaßenden – Position, einzuschreiten und zu versuchen, etwas – vermeintlich – in Ordnung zu bringen. Allein diese Lektion stellt schon eine Herausforderung dar. Sobald wir sie verstehen, sind wir besser dran. Die Energie und Zeit, die wir benötigen, um uns auf andere Menschen zu konzentrieren, können wir auch für unsere eigenen Probleme und unsere Weiterentwicklung nutzen.

❖ *Übung* ❖

BEZIEHUNGEN

Der Mensch zieht das an, worauf er seine Konzentration legt. So einfach ist das. Schauen Sie sich einmal um, und beobachten Sie die Menschen in Ihrem Leben. Greifen Sie irgendwelche

Freunde, Bekannte und Familienmitglieder heraus. Nehmen Sie Ihr Tagebuch, stellen Sie sich die folgenden Fragen zu jeder Person, und gehen Sie dann auch mit sich selbst so vor. Benutzen Sie ein extra Blatt Papier für jede Person und schreiben Sie den jeweiligen Namen oben auf die Seite.

- Ist dieser Mensch glücklich? Zufrieden? Ausgeglichen?
- Ist er erfolgreich?
- Führt er ein einfaches Leben oder geht es eher chaotisch zu / spielen sich ständig Dramen ab?
- Was macht diese Person beruflich?
- Wie steht es mit Hobbys, Beruf, Urlaub, Zeit mit der Familie?
- Wie sieht ein typischer Tag aus?
- Mit welcher Art Mensch kommt diese Person zusammen?
- Wie kommuniziert er?
- Welche Worte verwendet diese Person?
- Ist diese Person sich selbst gegenüber ehrlich?
- Wie gestalten sich seine zwischenmenschlichen Beziehungen?

Diese Übung ist überaus wichtig. Nehmen Sie sich die Zeit, diese Fragen genau zu beantworten, und schreiben Sie sie für jede Person nieder, die Sie ausgewählt haben. Gehen Sie bei mindestens zehn Personen so vor. Sobald Sie fertig sind, nehmen Sie sich eine Weile Zeit, um jeden Einzelnen vor Ihrem inneren Auge an Ihnen vorbeiziehen zu lassen. Was fällt Ihnen auf? Führt diese Person ein sinnvolles Leben? Wenn nicht, was hält sie davon ab? Die Familie? Freunde? Das Arbeitsumfeld? Negative Gedanken? Können Sie erkennen, in welcher Hinsicht Gedanken und Umfeld einen Menschen daran hindern, das Leben zu führen, das er gerne führen würde? Wie genau offenbart sich Ihnen das?

Nehmen Sie sich jetzt ein paar Augenblicke Zeit, um über diese

Menschen nachzudenken. Welche Aspekte Ihrer Persönlichkeit spiegeln sie Ihnen wider? Wie sieht Ihr Umfeld aus? Ist es Ihnen dienlich zu bekommen, was Sie sich wünschen? Stellen diese Menschen eine Ablenkung dar, so dass Sie sich auf deren Probleme konzentrieren, anstatt Ihr Augenmerk auf Ihr eigenes Leben zu richten? Haben Sie den Mut, die Menschen in Ihrer Umgebung so zu sehen, wie sie wirklich sind. Sie stellen Ihr derzeitiges Sicherungsnetz dar. Dienen sie wirklich Ihrem höchsten Wohle oder halten sie nur Kontakt, um ihre Probleme bei Ihnen abzuladen und Sie in irgendeiner Form auszunutzen? Nehmen Sie sich nun wieder einen Augenblick Zeit für sich selbst. Denken Sie darüber nach, in welchen Lebensbereichen Sie stark sind, und wo eine Verbesserung von Vorteil wäre.

Richten Sie einfach eine Weile Ihr Augenmerk darauf. Fehlt es Ihnen an der notwendigen Unterstützung, um Ihr höchstes Potenzial erreichen zu können, schauen Sie sich die Menschen oder Situationen an, die Sie loslassen müssen, um diesen Zustand zu erlangen. Fällen Sie über sich oder die Menschen in Ihrem Leben kein Urteil, denn wir sind alle hier auf Erden, um einander zu helfen, selbst wenn es sich um eine Ablenkung handelt. Kappen Sie überholte Verbindungen, können neue in Ihr Leben treten und sich neue Unterstützung einstellen. Sobald Sie bereit sind, diese Menschen loszulassen, gehen Sie zur nächsten Übung weiter.

❖ *Übung* ❖

ENERGIEKLÄRUNG

Nehmen Sie sich ein paar Augenblicke Zeit, um sich durch eine umfassende Energieklärung von allem in Ihrer Umgebung zu reinigen. Suchen Sie sich einen Platz bei sich zu Hause, der frei von Ablenkungen und Durcheinander ist. Er sollte sich richtig gut für Sie anfühlen. Zünden Sie eine Kerze an, um das Licht mit einzubeziehen. Wenn Ihnen ein goldfarbener Zitrin zur Verfügung steht, legen Sie ihn sich auf den Solarplexus, halten Sie ihn in der Hand oder stecken Sie ihn in die Tasche. Vielleicht verspüren Sie ja auch den Wunsch, in Ihrer Umgebung eine Ölessenz zu versprühen oder ein Räucherstäbchen zu entzünden, um Ihr Ambiente zu verschönern. Vielleicht fühlen Sie sich aber auch draußen in der freien Natur am wohlsten – an einem Fleckchen Erde, das vielleicht Ihr persönlicher Rückzugsort ist.

Sobald Sie es sich dort gemütlich gemacht haben, nehmen Sie sich ein paar Augenblicke Zeit, um tief durchzuatmen. Lauschen Sie Ihrer Atmung, und gestatten Sie ihr, mit jedem Atemzug tiefer zu werden. Kommen Sie selbst zur Ruhe, und richten Sie all Ihre Aufmerksamkeit wieder auf sich aus. Visualisieren Sie einen Menschen nach dem anderen in Ihrem Leben, wobei Sie sich die folgende Frage stellen: »Ist diese Person meinem höchsten Wohle zuträglich?« Hören Sie auf Ihren Körper, ohne ein Urteil zu fällen und ohne etwas festhalten zu wollen, und haben Sie den Mut, die Wahrheit zu vernehmen. Fällt das Ergebnis negativ aus, bedeutet das nicht, dass Sie diesen Menschen aus Ihrem Leben streichen müssen. Es wird sich vielmehr aufgrund Ihrer Bewusstheit die Natur Ihrer Beziehung zu ihm verändern. Wer den Mut hat, die Wahrheit zu erkennen, indem er alte Rollen oder Anhaftungen loslässt, ebnet einem erfüllteren Leben den Weg.

Sehen Sie sich selbst in diesem Moment als strahlende Sonne ohne jegliche Verbindungen zu Familie, Freuden, Lehrern oder sonst irgendwelchen Menschen in Ihrem Leben. Klären Sie das Energiefeld, das Sie umgibt, indem Sie Ihre Anhaftungen an diese Personen loslassen. Die alten Hawaiianer bezeichneten diese energetischen Verbindungen als »Aka-Schnüre«. Oft haben wir aufgrund der verschiedenen Erwartungen, die wir aneinander stellen, Anteile anderer Menschen in unserem Aurafeld. Sie können immer wieder einen Schritt zurückgehen und sich mit den Menschen, die Sie lieben und in Ihrem Leben behalten wollen, wieder verbinden. Für den Zweck dieser Übung ist es jedoch wichtig, dass Sie sich im Klaren sind, wer *Sie* sind, und zwar ohne andere Menschen um sich zu haben. Meditieren Sie darüber, wie Sie jegliche negativen Verbindungsschnüre zu jemandem durchtrennen, und bitten Sie darum, dass sie aufgelöst oder an ihren Herkunftsort zurückgeschickt werden. Erbitten Sie gleichzeitig alle Anteile von sich zurück, die Sie jemand anderem gegeben haben. Vergessen Sie nicht, Ihre Führer oder Engel zu bitten, Ihnen beim Loslassen dieser Schnüre behilflich zu sein. Wenn Sie meinen, diesen Teil der Übung vollendet zu haben, klären Sie sich selbst, indem Sie die goldenen Sonnenstrahlen vom Scheitelpunkt Ihres Kopfes beziehungsweise von der Krone her in Ihren Körper einlassen und sie dann in den Solarplexus und weiter den Körper hinunterfließen lassen, so dass Sie Ihr gesamtes Aurafeld klären. Sind Sie auch damit fertig, entspannen Sie sich, und empfangen Sie wärmende Strahlen der Sonne auf Ihrem Körper.

Es kann einige Zeit in Anspruch nehmen, bis Sie mit Hilfe dieser Übung schließlich alle Personen aus Ihrem Leben entlassen haben, mit denen Sie energetisch verhaftet waren, und eine Energieklärung eintritt. Diese Vorgehensweise zeigt im Lauf der Zeit besten Erfolg. Sie können dieses Verfahren aber auch in Ihre tägliche Meditationspraxis mit einbeziehen, wobei Sie immer wieder Menschen entlassen, die Ihrem höchsten Wohle nicht zuträglich sind. Einige können sehr starke Energieschnüre aufweisen. Ist das der Fall, finden Sie die innere Kraft, um sie loszulassen. Achten Sie gleichzeitig darauf, das Muster, das hinter diesen energetischen Anhaftungen steht, zu durchschauen. Sie müssen nicht wieder auf sie eingehen, wenngleich ein Anteil von Ihnen wollte, dass diese Beziehung sich manifestiert. Denken Sie daran, jede dieser Beziehungen liebevoll wegzuschicken; Sie wollen schließlich nicht, dass irgendwelche Auswirkungen auf Sie zurückkommen. Seien Sie ganz bei sich selbst und empfinden Sie die Leichtigkeit Ihres Seins ohne all diese einengenden Anhaftungen. Danken Sie für Ihre Bereitschaft, sich zu klären.

Bewusstheit für die eigene Umgebung

Achten Sie darauf, wie Sie sich unter Menschen fühlen. Beginnen Sie gut gelaunt den Tag, und beobachten Sie, was um Sie herum passiert, das dieses Gefühl negativ beeinflusst und schließlich verändert. Wenn Sie beispielsweise in guter Stimmung waren, bevor Sie sich mit George getroffen haben, danach aber schlecht drauf sind, kann es Ihnen helfen, diese Begegnung vor Ihrem geistigen Auge noch einmal ablaufen zu lassen. Achten Sie darauf, was genau sich abgespielt hat. Hat George sich aufgeregt? Hat er seinen Ärger und sein Durcheinander bei Ihnen abgeladen? Sind Sie ein einfühlsamer, mitfühlender Mensch, der dazu neigt, anderen zu helfen? Gehen Sie dem Gefühl nach, ob Sie Ihre schlechte Laune von George übernommen haben. Wenn ja, lassen Sie sie los. Gehen Sie einfach einen Augenblick in sich, und schauen Sie, wo genau in Ihrem Körper Sie diese negative Empfindung festhalten – und dann entlassen Sie sie.

Sie können Energieblockaden in Ihrem Körper loslassen. Konzentrieren Sie sich zuerst auf den blockierten Bereich und visualisieren Sie dann, wie Sie Licht dorthin bringen, um der Dunkelheit Energie zuzuführen und sie aus dem Körper zu vertreiben. Je besser Sie lernen, auf Ihren Körper zu hören, desto eher wissen Sie auch, auf welchem Weg ihn die Blockade verlassen will. Oft entfernt sie sich durch Ihre Hände oder Füße.

Erleben Sie eine zwischenmenschliche Begegnung, wie die oben beschriebene mit jemandem regelmäßig, müssen Sie mit diesem Menschen wohl reden, damit Sie nicht länger die Zielscheibe negativer Energien bleiben. Vielleicht werden Sie ja plötzlich ärgerlich oder haben einfach ein ungutes Gefühl in der Gegenwart dieser Person. Sie wissen, dass es nicht Ihre Verwirrung oder Verärgerung ist, da Sie sich ja vor dem Gespräch prima gefühlt haben. Anstatt dazusitzen und jemandem schlecht gelaunt zuzuhören, schlagen Sie vor, zu einem anderen Zeitpunkt zusammenzukommen. Bringt das nichts, ist es vielleicht besser, der Person keine Beachtung mehr zu schenken – denn Aufmerksamkeit ist ein Geschenk, das vom anderen dankbar angenommen werden sollte. Wenn das auch nicht hilft, müssen Sie das Verhaltensmuster durchbrechen und Ihren Ärger heilen. Sind Sie sich – nach Hinterfragung Ihres spontanen, intuitiven Gefühls – im Klaren, dass es sich gar nicht um Ihren Ärger handelt, finden Sie heraus, ob dieser Mensch aus einem bestimmten Grund in Ihrem Leben ist. Handelt es sich bei diesem Menschen um einen Arbeitskollegen, soll er Sie womöglich zu einem Stellenwechsel motivieren? Vielleicht leisten Sie ja nicht die Arbeit, die von Ihnen erwartet wird, und derjenige ist in Ihrem Leben, um Ihnen so auf die Nerven zu fallen, dass Sie schließlich kündigen. Ist dieser Mensch eventuell das Sandkorn, das Sie in eine Perle verwandeln? Unsere bedeutendsten Lehrmeister sind all die Menschen oder Situationen, vor denen wir einfach davonrennen oder uns verstecken wollen. Doch irgendwann gelangen wir zu der Einsicht, dass dies nicht möglich ist. Der jeweilige Mensch oder die entsprechende Situation geht nicht weg, sondern bleibt so lange in unserem Leben, bis wir in der Lage sind, die Botschaft zu verstehen, die schließlich unsere Wunden heilt.
Jeder von uns hat die innere Kraft, die notwendigen Veränderungen zu bewerkstelligen, um die unsere Seele uns bittet. Wir

treffen stets die Wahl, welche Richtung unser Leben nehmen soll. Sind wir es müde, immer wieder das Gleiche zu machen und somit ungesunde Muster fortzuführen, dann müssen wir unser höchstes Wohl unterstützen, indem wir uns nach innen wenden und unser inneres Juwel zum Strahlen bringen: den Mut, der uns im Leben weiterbringt. Sobald wir den Entschluss gefasst haben, ein Leben ohne sinnlose Dramen zu führen und dem Ruf unserer Seele zu folgen, lassen wir von Kämpfen ab und bewegen uns im Fluss des Universums. Es wird uns dann bewusst, dass wir nicht die Kontrolle haben, sondern eher ein Fahrzeug sind, das die verschiedensten Dienste leistet, oder dass wir Botschafter der Wahrheit sind. Es gilt, sich zu befreien, indem wir unsere Anhaftungen loslassen. Es ist unser göttliches Recht, unserer höheren Bestimmung zu folgen, nämlich dem Ruf unserer Seele zu lauschen und ihn zu verwirklichen.

KAPITEL 7

Freiheit

Es ist unsere göttliche Natur, frei zu sein und wild übers offene Feld zu rennen, zu tanzen, als würde uns niemand beobachten, auf einer Bühne zu stehen und nach Herzenslust zu singen, unseren Geist weit zu öffnen, und zwar ohne Angst, womöglich verletzt zu werden, und unser Licht leuchten zu lassen, ohne es unter den Scheffel zu stellen. Wir sind hier auf Erden, um dem Ruf unserer Seele Folge zu leisten. Es ist unser Geburtsrecht, frei und völlig im Hier und Jetzt zu sein. Doch was benötigen wir, um unsere kreative Ausdrucksfähigkeit zu entfesseln und diesen wunderbaren Zustand der Freiheit aufrechtzuerhalten? Wie können wir frei leben? Mit welcher Art Magie vermögen wir dorthin zu gelangen?

Wir wenden uns dem Halsbereich zu, um das **siebte innere Juwel** zu finden, das unserer Freiheit den Weg ebnet. Hier befindet sich das Zentrum der Wahrheit im Körper. Ist es geöffnet, können wir nur die Wahrheit sagen. Sobald wir diesen Punkt im Körper erreichen und uns näher gen Himmel bewegen, wird die Energie erheblich leichter und weist eine *aquamarinblaue Farbe* auf. Je weiter nach oben in Richtung Kopf wir in unserem Körper gelangen, desto leichter werden die Energiezentren. Wir können das Aquamarinblau nutzen, um uns frei in unserem Hals hin und her zu bewegen. Es hilft uns, ein Gefühl von Freiheit zu empfinden. Sehen wir uns nun an, wie wir uns auf dieser Welt ausdrücken – als Maßstab, wie offen dieses Juwel ist.

Der *Aquamarin* ist als Stein bestens geeignet, um unseren physischen Körper zu harmonisieren. Seine hohe Frequenz verleiht ihm die Fähigkeit, negative Denkweisen zu durchtrennen und Unreines aus dem Körper auszuleiten. Die Eigenschaften dieses Steines ermöglichen eine energetische Ausdehnung im Halsbereich und eröffnen dem Menschen seine kreative Ausdrucksfähigkeit.

Ausdruck

Ausdruck bedeutet, unsere göttliche Natur zutage zu bringen, die Gabe unseres wahren Wesens, die wir in unserem Herzen genährt haben. Wir sind nun bereit, sie mit der Welt zu teilen. Das Zentrale und Wesentliche unseres Daseins ist somit, den inneren Schatz, der erkannt und zum Strahlen gebracht wurde, auch sichtbar zu machen. Jeder Ausdrucksform liegt Geben und Nehmen zugrunde. An diesem Punkt verstehen wir, dass wir etwas besitzen, das wir mit anderen teilen können. Und das Geschenk, das wir der Welt nun zurückgeben, ist dieser göttliche Ausdruck.

Es gibt viele Möglichkeiten, wie wir uns den Menschen in unserer Umgebung mitteilen können – Tanz, Musik, Kunst, Kampfsportarten. In jedem Fall gilt es, seine innere Tugend und den göttlichen Funken auszudrücken. Was wir in dieser Form zurückgeben, was unser Geist mit anderen teilt, das trägt zur kreativen Energie bei, die auf dieser Erde die Inspiration am Leben erhält. Kreativer Ausdruck birgt enorme Lebendigkeit, die wiederum Ausdehnung zur Folge hat und der Welt letztlich zu noch mehr Kreativität verhilft. Wenn wir unsere Gaben mit anderen teilen, leben wir unsere Wahrheit, und Wahrheit bedeutet immer Weite. Halten wir zurück, womit wir gesegnet sind, drücken wir unsere Begabungen also nicht aus, ehren wir uns selbst nicht und ziehen uns schließlich in uns zusammen, so dass der Vorrat an kreativem Ausdruck verkümmert. Der größte Beitrag, den wir auf dieser Welt zu leisten vermögen, ist, unser inneres Licht, unseren göttlichen Ausdruck so hell erstrahlen zu lassen wie nur möglich.

Einige wollen Berge erklimmen, andere geben sich mit einem Hügel zufrieden. Der Hügel ist ebenso wichtig wie der Berg, denn Hügel machen die Landschaft in unserer Umgebung attraktiver. Begreifen wir, dass der Weg auf den Berg hinauf länger dauert, wissen wir auch, dass die Aussichten, auf einen gefährlichen Pfad zu geraten und zu stürzen, größer sind. Wenn jemand lernt, einen Berg zu erklimmen, indem er langsam und mit kleinen Schritten anfängt, wird er irgendwann schließlich sein Ziel erreichen, ohne dabei die Erfahrung machen zu müssen, welche Schmerzen ein übereiltes Vorpreschen einem bereiten kann.

Wir müssen uns bewusst machen, dass nicht das Ziel als solches wichtig ist – sondern der Weg dorthin. Jeder Schritt auf diesem Weg kann tiefgründig sein und wichtige Erfahrungen vermitteln. Oft konzentrieren wir uns jedoch auf das Ziel und verlieren dabei den Weg aus den Augen. Wir wollen unser Ziel sofort erreichen, und üben uns nicht in Geduld. Viele Menschen meinen, dass es Abkürzungen gibt, und neigen dann dazu, voranzupreschen und einige Schritte einfach auszulassen. An dieser Stelle haben dann viele zu kämpfen, weil sie versuchen, einen zu großen Schritt auf einmal zu tun. So funktioniert das jedoch bei den meisten von uns nicht. Das wäre, wie wenn jemand über einen Fluss springen wollte. Der Fluss ist jedoch viel breiter als die Fähigkeiten des Körpers. Jemand kann rennen und springen und hat vielleicht sogar Erfolg damit. Doch was passiert, wenn die andere Seite zu weit entfernt ist für einen Sprung? Dann gilt es, eine andere Route zu finden, um nicht ins Wasser zu fallen. Viele von uns sehen sich vor Probleme gestellt, wenn sie ihre

Kreativität nicht nutzen, um eine andere Lösung zu finden, und müssen sich dann mit einem Rückschlag auseinandersetzen.

Es mag ja den Anschein haben, dass manche Menschen durchaus Schritte auslassen können und auf dem kürzesten Weg ihr Ziel erreichen. Das ist allerdings sehr selten der Fall und gilt für die meisten von uns nicht. Tritt dieser Sonderfall doch einmal ein, steht dieser Mensch gut mit seinem Schicksal in Einklang, die zeitliche Abstimmung passt, er hat ein offenes Herz, und alle Umstände sind ihm gewogen. Es kommt zu einer Öffnung, zu einem Moment der Synchronizität, wenn jemand zur richtigen Zeit am richtigen Ort ist. Für die meisten von uns sind die einzelnen Schritte jedoch überaus wichtig, denn sie bringen uns etwas über unseren Lebensweg bei, wenn wir uns auf unser Schicksal vorbereiten. Das ist ein wunderbarer Prozess, der es uns oft gestattet, die vielen Synchronizitäten im Leben zu erkennen, insofern wir für diese Erfahrung auch wirklich offen sind. Aus diesem Zustand heraus lernen wir, auf den schrittweise sich vollziehenden Verlauf zu vertrauen, und wir wissen, dass unsere Absicht Gehör gefunden hat. Wir sehen jeden Schritt als hilfreich, um uns unserem Schicksal stetig anzunähern.

Der göttliche Funke findet sich mit Hilfe unseres unschuldigen inneren Kindes und nicht mit Hilfe des Egos oder das Erwachsenen-Ichs. Wenn wir heranwachsen und unser Leben von Verantwortungen erfüllt wird, vergessen wir schnell unser inneres Kind. Die meisten von uns haben ihr inneres Kind irgendwo in den Archiven ihres Seins vergraben und suchen diesen Ort nur sehr selten auf. Es ist uns nicht klar, dass gerade dieses innere Kind uns hilft, sensibel wie auch kreativ zu sein. Das Kind ist offen, verfügt über natürliche Intuition und ist in der Lage, die stets vorhandenen Kanäle der Kreativität zu öffnen. Wenn wir unser Leben aus diesem Zustand der Unschuld heraus leben und unser inneres Kind nähren, weitet sich unser Leben mit spielerischer Freude, was den Geist lebendig macht und die Kreativität in Fluss hält. Seinen kreativen Ausdruck zutage zu bringen kommt somit einem Geburtsakt gleich.

Geburt

Jeder Mensch hat das Recht zu gebären. Gott hat uns das das Geschenk des Lebens gegeben; was wir damit anfangen, ist unser Geschenk, das wir nun Gott machen. Das Leben ist eine Entdeckungsreise. Es ist die Gesamtheit aus Schöpfung, Tod, Verwesung, Befruchtung und Wiedergeburt. Es handelt sich um einen unendlichen Kreislauf, in dessen Verlauf das Leben sich zu höheren Bewusstseinszuständen weiterentwickelt. Jede Geburt bedeutet somit eine Gelegenheit, etwas Neues entstehen zu lassen. Die Menschen sind hier auf Erden als Ausdruck ihres Gottesselbst, wobei sie ihre Gaben mit anderen teilen.

Dabei spielt es keine Rolle, was wir gebären; der Segen besteht darin, unsere Schöpfung auszudrücken. Dass eine Frau ein Kind zur Welt bringt, ist ein Ereignis, das gemeinhin verständlich ist. Dies meint das Wunder des Lebens: dass dieses Kind durch den Samen empfangen wird und dann als Baby zur Welt kommt, das für die Wunder der Welt offen und sensibel ist. Die neunmonatige Schwangerschaft ermöglicht die Entwicklung dieses neugeborenen Ausdrucks der Liebe – ein weiteres Gesicht Gottes, das bereit ist, seine Reise als Gottesselbst anzutreten.

Auch eine Geschäftsidee lässt sich als Geburtsakt verstehen. Eine neue Idee zur Welt zu bringen, sie zu entwickeln und als Dienstleistung oder als neues beziehungsweise verbessertes Produkt anzubieten ist eine großartige Ausdrucksmöglichkeit, die uns zur Verfügung steht. Dieses Abenteuer schafft Arbeitsplätze und sichert Familien ihren Lebensunterhalt. Es handelt sich somit um einen positiven gesellschaftlichen Beitrag, insofern natürlich das Produkt oder die Dienstleistung auch einen positiven Effekt auf die Menschen und die Welt hat.

Geburt vollzieht sich in den verschiedensten Bereichen um uns. Die Natur demonstriert das wunderschön durch den Wechsel der Jahreszeiten. Das Tierreich zeigt uns tagtäglich seine Wunder. Der Mensch kann die Reinheit von Gottes Werk erkennen, indem er die Natur betrachtet. Eine Löwin bringt ihre Jungen zur Welt, versorgt sie mit Futter, nährt sie, bietet eine schützende Höhle als Unterschlupf, bringt ihnen bei zu jagen, und überlässt sie dann sich selbst. Die Jungtiere müssen lernen, alleine für sich sorgen.

Im Lauf der Jahre haben die Menschen diesen natürlichen Kreislauf vergessen. Loszulassen ist zu einer Herausforderung geworden. Häufig verwechseln wir den Prozess des Loslassens mit dem Bedürfnis, unsere Kontrolle aufrechtzuerhalten. Wir ersticken an unserer eigenen Wichtigkeit, lullen unseren Verstand mit Fernsehen ein, essen zu viel Fast Food und wundern uns dann, wo unsere Kreativität geblieben ist. Oft hört man Leute sagen: »Früher habe ich musiziert, gezeichnet, gemalt, getanzt usw., aber jetzt habe ich keine Zeit mehr dafür.« In Wirklichkeit könnte es genau andersherum sein. Je besser wir unsere Kreativität in Fluss halten, desto besser ist der Beitrag, den wir in Zeiten der Ebbe und der Flut des Lebens leisten. Wir fühlen uns dann nämlich als Bestandteil von etwas Größerem und führen deshalb ein glücklicheres Leben. Wenn wir unseren Geist nähren, haben wir immer genügend Zeit, denn wir arbeiten in göttlicher Einheit mit den Prinzipien des Universums – Geben und Nehmen.

In unserem Computerzeitalter haben viele die einfachen Freuden im Leben vergessen; sie sind auf die Täuschungen des Geldes hereingefallen und meinen, dass am Ende eines Tages keine Zeit mehr bleibt, um den Geist zu nähren. Wir glauben, dass wir alles unter Kontrolle haben, meinen, dass wir etwas brauchen, woran wir uns festhalten können, anstatt uns zu öffnen und zu sehen, was auf uns zukommt. Ist jeder Augenblick im Leben voller Hektik, wann halten wir dann mit Gott Zwiesprache und öffnen uns der nie endenden Quelle der gesamten Schöpfung? Dazu müssen wir lernen, uns hinzugeben, uns anzuvertrauen. Durch Hingabe entsteht Raum, um unser Leben weiter zu öffnen.

Hingabe

Was passiert, wenn ein Mensch nicht in der Lage ist, sich hinzugeben? Vielleicht hätte jemand ja Freude daran, sich auszudrücken, schämt sich aber irgendwie. Oder jemand hat es weit gebracht, indem er sich ständig gefordert hat, und fühlt sich jetzt erschöpft. Doch das Letzte, was so jemand tun würde, ist, sich lächerlich zu machen, indem er tanzt und singt. »Niemals, das kann ich nicht bringen!«, heißt es dann nur. Es gibt auch Leute aus sehr konservativen Kreisen, die sich vielleicht heimlich immer gewünscht haben, zu tanzen und sich ungezwungener zu benehmen, jedoch Angst haben, ausgelacht zu werden. Wie lässt sich solch ein Konflikt lösen?
Bitten Sie um Hilfe. Die einfachste Möglichkeit, sich dem Göttlichen hinzugeben, ist, um Hilfe zu bitten. Das scheint sehr simpel, doch viele Menschen unseres Kulturkreises sind unfähig, den Mund aufzumachen und einen simplen Satz zu sagen wie: »Ich brauche Hilfe.« Stattdessen hört man Aussagen wie: »Ich, um Hilfe bitten? Niemals! Ich brauche von keinem Hilfe!« Wie kann man so jemandem nun aber behilflich sein? Was steht diesen Menschen im Weg? Ist es ihr Stolz? Ihr Ego? Es ist möglich, dass so ein Mensch eine Mauer um sich errichtet hat, um sich die Illusion von Stärke zu schaffen. Eigentlich scheint es einfach und simpel zu sein, aber trotzdem gehen die meisten von uns nach Hause, sind stur und voller Gewissensbisse und

unzufrieden, wenn sie sich schließlich doch »klein machen« und jemanden um Hilfe bitten.
Wie kommt es, dass wir das als Zeichen von Schwäche betrachten? Was in unserer Kultur lässt uns das annehmen? »Ichbin stark. Ich kann das allein.« Und was soll dieses Denken überhaupt? Es geht nicht darum, unseren Weg alleine zu gehen. Es geht darum, etwas mit anderen zu teilen, zu geben und zu nehmen und den Mitmenschen auf ihrer Reise behilflich zu sein. Eine Bitte ist kein Zeichen von Schwäche, sondern vielmehr ein Zeichen von Stärke. Allein in der Bitte als solcher liegt schon Segen. Wenn wir lernen, die Hand auszustrecken und nicht mehr so zu tun, als würden wir niemanden brauchen, macht einzig diese Geste Hingabe möglich. Viele brauchen Jahre, um das zu erreichen. Doch sobald wir Demut gelernt haben, eröffnet sich unserem Leben ein tiefgründiger und segensreicher Erfahrungsschatz.
Wenn wir das Universum anrufen, ist das Wissen, gehört zu werden, ein Akt der Hingabe. Er nimmt nicht immer die Form an, die wir erwarten, Form jedoch in jedem Fall. Indem wir um Hilfe bitten, vertrauen wir unseren Willen der göttlichen Vorsehung an. Allein die Bitte ist Kommunikation mit Gott. Es ist für manch einen sehr demütigend, um Hilfe zu bitten, doch der Segen liegt in der Verletzlichkeit, die aus der Bitte entsteht. Verletzlichkeit, Sensibilität und Offenheit gestatten es uns, die Dinge so hinzunehmen, wie sie eben sind, und uns dem Willen Gottes zu anzuvertrauen. Geben wir uns also dem Willen Gottes hin, entwickeln wir Vertrauen in etwas, das größer ist als wir selbst. Dieses Vertrauen gestattet es uns dann, die Dinge so zu akzeptieren, wie sie sind, ohne also einen Wunsch nach Veränderung zu verspüren.
Wenn wir uns bewusst machen, wie wichtig es ist zu akzeptieren, womit wir konfrontiert werden, folgt als nächster Schritt, es dem göttlichen Handeln zu erlauben, Gestalt anzunehmen.

Dabei gilt es zu bedenken, dass wir dafür offen sein müssen. Viele meinen ihrer Erziehung entsprechend, aus irgendeinem Grund immer Verantwortung übernehmen zu müssen. Leider hindert das den göttlichen Fluss, sich segensreich auszudrücken. Wenn jemand ein Geschenk bekommt, muss er es annehmen und dann zulassen, dass es erblüht. Akzeptieren und Zulassen sind die Schlüssel, um auf den natürlichen Rhythmus des Lebens zu vertrauen. Es kann für uns eine Herausforderung bedeuten, unseren schlimmsten Feind zu akzeptieren. Dennoch hat Gott diesen Menschen in unser Leben gestellt, damit wir durch ihn zu erkennen vermögen, wer wir sind. Können wir unseren schlimmsten Feind akzeptieren, indem wir ihm gestatten, so zu sein, wie er eben ist, haben wir einen Riesenschritt in Richtung persönliche Freiheit getan.

Bitten wir nie um Hilfe, wie kann dann überhaupt jemand wissen, was wir brauchen? Es ist wichtig, nicht in der Annahme durchs Leben zu gehen, dass unsere Mitmenschen schon ahnen werden, wann wir uns in einer Notlage befinden. »Er müsste doch wissen, dass ich einen langen Tag hatte und keine Lust habe, jetzt auch noch zu kochen.« Wir gehen davon aus, dass unser Partner uns recht gut kennt, wenn wir einen Satz loslassen im Stil von: »Darum sollte ich doch eigentlich gar nicht erst bitten müssen.« Häufig kommt es wegen so einer Szene dann bei Paaren zum Ehekrach. Anstatt anzunehmen, dass unser Partner weiß, wer wir sind, sollten wir lernen, unsere Meinung klar zu äußern und zu sagen, was wir brauchen. Geben wir die Kontrolle auf und sehen unsere Verletzlichkeit als etwas Schönes, lassen wir die Gnade zu, aus der Position des inneren Kindes heraus zu sprechen. Die meisten brauchen Jahre, um das wirklich zu beherrschen. Die Geste ist so simpel, birgt aber dennoch enorm viel Macht und Kraft.

Demut

Mit der Hingabe kommt die Demut. Ist ein Mensch in der Lage, demütig zu sein, wird es dem Ego möglich, zur Ruhe zu kommen und aus einem Zustand der Nicht-Arroganz heraus zu handeln. Demut gestattet es dem begnadeten, selbstlosen Menschen, von innen heraus zu leuchten. Rang und Stellung haben dann keine Bedeutung mehr, und wir können unseren Willen aufgeben und uns dem Leben anvertrauen. Demut lässt uns von der Notwendigkeit absehen, Kontrolle auszuüben, weil uns bewusst wird, dass wir über diese Kontrolle sowieso nicht verfügen. In dieser Position ist ein Mensch dann in der Lage, die Wahrheit Gottes zu empfangen, und zwar ohne die menschlichen Filter, die diese klare Botschaft verunreinigen.

◈ *Übung* ◈

SICH IN DEMUT ÜBEN

Nehmen Sie sich einen Augenblick Zeit, um sich zu überlegen, ob Sie sich in Demut üben können. Denken Sie an einen demütigen Menschen, und unternehmen Sie in seinen Fußstapfen einen Spaziergang. Wie fühlen Sie sich dabei? Worin besteht der Unterschied zu Ihrer eigentlichen Wesensart? Fällt Ihnen auf, dass Sie arrogant sind? Wenn ja, lassen Sie diese Arroganz los. In diesem Zustand ist es viel einfacher, den Weg des Geistes zu verfolgen, und zwar ohne Fragen zu stellen und ohne Kontrolle ausüben zu wollen. Visualisieren Sie sich mit gesenktem Kopf, und tun Sie einfach, worum man Sie bittet. Es besteht keine Notwendigkeit, Veränderungen vorzunehmen, weil Sie darauf vertrauen, dass alles, was Ihnen unterwegs geschieht, so ganz richtig ist.

Nehmen Sie sich ein paar Augenblicke Zeit, um ohne Ablenkungen zur Ruhe zu kommen, und atmen Sie eine Weile in den Bauchraum hinein. Setzten Sie sich möglichst allein und still hin, zünden Sie eine Kerze an, und entspannen Sie Ihren gesamten Körper. Hören Sie nur auf Ihre Atmung. Wenn sich Gedanken einstellen, schauen Sie zu, wie sie vorüberziehen, und beobachten Sie, wie Ihr Atem immer ruhiger wird, oder konzentrieren Sie sich auf die Flamme der Kerze. Sobald Sie sich ruhig fühlen, bitten Sie um Hilfe. Welche Umstände genau Hilfe erforderlich machen, spielt keine Rolle. Wählen Sie einfach den momentan größten Stressfaktor in Ihrem Leben. Vielleicht sind Sie sich ja unsicher, was Ihren Beruf angeht, oder ob Sie eine Beziehung fortführen sollen. Es könnte auch sein, dass Sie Probleme mit Ihrem heranwachsenden Sohn haben und nicht recht wissen, wie sie an ihn herankommen sollen; oder Sie haben Schwierigkeiten mit Ihrer Tochter. Vielleicht ziehen Sie seit geraumer Zeit einen Wohnortwechsel in Betracht. Wählen Sie einen Punkt in Ihrem Leben, der Ihnen Sorge bereitet.
Sobald das Problem klar definiert ist, öffnen Sie die Hände mit den Handflächen nach oben – eine Geste, die Ihre Bereitschaft zeigt, etwas zu empfangen. Dann bitten Sie aus tiefstem Herzen um Hilfe. Während Sie das tun, sehen Sie sich in Ihrer Freiheit und wiederholen Sie immer wieder: »*Ich bin Freiheit, ich bin Freiheit, ich bin Freiheit.*« Fühlen Sie diese Freiheit. Leben Sie diese Freiheit. Nutzen Sie die Freiheit, Ihrer Seele Ausdruck zu verschaffen. Es ist wichtig, dass dieser Ruf aus Ihrem Herzen aufsteigt, und dass es nicht bloß Worte sind, die Ihnen zusammenhangslos über die Lippen kommen. Ihr Beistand wird sich dann in irgendeiner Form einstellen. Vielleicht spricht Gott zu Ihnen in Form eines Menschen oder durch einen Traum, einen Geistführer oder auch durch einen Engel. Diese Übung eignet sich vortrefflich, um Geben und Nehmen zu üben. Sobald Sie Ihre Anrufung vollendet haben, lassen Sie alles los, damit Raum

in Ihnen frei werden kann. Nehmen Sie sich Zeit, damit es der Information möglich wird, zu Ihnen zu gelangen. Es kann einen Tag dauern oder mehrere Monate oder gar Jahre – das hängt von der Art der Anrufung und von der Anzahl der beteiligten Personen ab, die Ihnen bei der Antwort behilflich sein wollen. Achten Sie auf Botschaften, die Ihnen von anderen Menschen übermittelt werden. Stellt sich eine Antwort ein, setzen Sie sie nicht herab. Akzeptieren Sie sie in dem Moment, und vertrauen Sie darauf, dass sie die perfekte Information oder das perfekte Geschenk ist, das Sie an diesem Punkt in Ihrem Leben gerade brauchen.

Praktizieren Sie diese Übung nach Bedarf immer wieder. Halten Sie ständig Zwiesprache mit Gott. Je mehr Sie sich dem göttlichen Willen hingeben, desto einfacher wird Ihr Leben. Wie bei allem, fällt Ihnen das Bitten durch die Übung mit der Zeit immer leichter.

Sobald wir verstehen, was die Lehre von Hingabe und Demut meint, finden wir zu unserem kreativen Ausdruck und akzeptieren die Gnade Gottes. Wir lassen trennende Gedanken los, sobald wir aus einer gesünderen Position heraus handeln. Wir sind bereit, einen Blick nach innen zu werfen, wodurch uns bewusst wird, dass wir keine äußere Bestätigung brauchen; denn alles, was wir wissen müssen, befindet sich bereits in uns. Um Hilfe zu bitten ist etwas Großartiges, denn so lernen wir, uns hinzugeben, uns anzuvertrauen. Nun ist es Zeit, in uns zu gehen, und uns unsere innere Weisheit bewusst zu machen.

KAPITEL 8

Weisheit

Woher wissen Sie, was Sie wissen? Wie oft hatten Sie schon eine Vorahnung, wer Sie anruft, wenn das Telefon läutet? Irgendwie wissen Sie, wann Sie zu einem bestimmten Zeitpunkt aus dem Haus gehen müssen. Sie sind mit dem Auto unterwegs, verfahren sich und finden schließlich etwas, wonach Sie schon lange gesucht haben. Immer wenn so etwas passiert, ist Ihre innere Weisheit am Werk.
Das **achte innere Juwel**, die Weisheit, sitzt im dritten Auge zwischen den Augen an der Stirn. Der *in vielen Facetten grünlich schillernde Labradorit* erinnert uns an die mystische Seite des Lebens. In diesem großen Geheimnis ist unsere Weisheit zu Hause. Wir alle verfügen über innere Weisheit. Wir nutzen sie tagtäglich, ob wir uns dessen bewusst sind oder nicht. Je mehr wir unser intuitives Wissen heranziehen, desto größer wird es. Haben wir uns von der Vorstellung freigemacht, dass unser Leben sich auf eine bestimmte Weise gestalten soll, und leben stattdessen im Hier und Jetzt, empfinden wir nicht mehr das Bedürfnis, ständig in hektischen Aktionismus zu verfallen. Als Zeugen verbringen wir lieber Zeit mit stiller Beobachtung und sind zufrieden zu *sein*, anstatt ständig etwas zu tun.
Dem *Labradorit* wird die Fähigkeit zugeschrieben, das dritte Auge zu öffnen. Er leistet gute Dienste, um uns daran zu erinnern, dass wir alle aus der göttlichen Quelle stammen. Wenn wir unser Bewusstsein erleuchten, funktioniert es auf einer hö-

heren mentalen Ebene und weckt unsere intuitive Natur. Sein facettenreiches Wesen bringt unterdrückte Farben ans Licht, die dann im Körper ein Gleichgewicht schaffen.
Dieser Seinszustand erbittet nichts von uns. Er akzeptiert die Dinge, wie sie sind, und macht uns die göttliche Schönheit eines jeden Augenblicks bewusst. Es gibt in diesem Zustand keine Anhaftungen, sondern eher eine Bewusstheit für die Fülle des Moments. Sind wir in der Lage, diesen Zustand zu erlangen, werden unsere Sinne geschärft und wach; wir können die Essenz eines jeden Augenblicks sehen, hören, berühren, spüren, schmecken und riechen.
Innere Weisheit ist Intuition in Kombination mit der Seelenreise. Sie meint die Lebenserfahrung samt den göttlichen synchronen Momenten, die allgegenwärtig sind. Intuition ist die Fähigkeit, etwas ohne Begründung zu wissen. Es handelt sich um eine Einsicht oder um ein Gefühl. Sie gehört mit zu unserem empfänglichen Wesen, mit dem wir von Natur aus geboren sind. Lassen wir uns auf unsere Seelenreise ein, so verfügen wir augenblicklich über unsere angeborene Weisheit. Sie wird oft als unsere geheimnisvollste Seite betrachtet, weil sie sich nicht durch logische Überlegungen erklären lässt. Wir können sie nicht anfassen, sondern wissen einfach. Unsere fühlende Natur weckt unsere Intuition. Und unsere Seelenreise bietet uns ein nicht erklärbares inneres Wissen. Das Zusammentreffen beider Aspekte gibt uns dann innere Weisheit. Wir können diese Gabe empfangen, wenn wir gewillt sind, zur Ruhe zu kommen und zu lauschen.
Intuition macht eine vertraute Beziehung zu unserem Herzen erforderlich. Es geht darum, an unsere Gefühle zu glauben und aus dem Herzen heraus zu handeln. Zugang zu unserer Intuition finden wir durch unsere kindliche Unschuld, die reine, allumfassende Verbindung zu Gott. Ein Kind *ist* einfach. Ein Kind hegt keine Erwartungen und haftet keinem bestimmten

Ergebnis an. Ein Kind lebt aus dem Herzen und fühlt das Leben. Das Leben ist einfach. Wenn Kinder sich streiten, ist der Ärger schnell vergessen, denn sie hegen keinen Groll. Sie wollen lieber spielen und ihren Spaß haben. Wir als Erwachsene sollten deshalb stets daran denken, auf die Kinder in unserem Leben zu hören und unser inneres Kind lebendig sein zu lassen.
Leben wir durch die Augen unseres inneren Kindes, können wir nur intuitiv sein. In diesem Zustand fühlen wir uns mit allem verbunden, was uns umgibt. Trennendes existiert nicht. Wir vermögen die uns umgebende Synchronizität durch die entsprechende Übung tagtäglich zu erkennen, so dass sich unsere Bewusstheit erhöht. Darin besteht das Geheimnis. Viele von uns haben vergessen, wie sie aus solch einer Position heraus leben können. Wir müssen uns aber eigentlich einfach nur auf das besinnen, was uns angeboren ist.
Es liegt in uns, uns jeglicher Dinge zu *entsinnen*, die wir je wissen wollen. Wenn wir uns langsam besser verstehen, unternehmen wir die Reise der *Rück-Besinnung*. Wir alle verfügen über Weisheit; sie ist im Zellgedächtnis unseres Körpers gespeichert. Jede Zelle enthält Erinnerung, Weisheit und Gefühl. Wir können unsere gesamte Realität und unseren physischen Körper durch Meditation verändern und uns unseres Denkens gewahr werden. Gedanken sind beeinflussbar. Wir vermögen sie in jede gewählte Form zu bringen. Nehmen wir einen Gedanken, und konzentrieren wir unsere Aufmerksamkeit darauf, wird er sich schließlich ereignen, insofern wir nicht abgelenkt sind. Wenn Sie also zum Beispiel glauben, dass Sie schön und von göttlicher Liebe erfüllt sind, sagen Sie sich das jeden Morgen beim Aufstehen, und halten an diesem Gedanken den ganzen Tag über fest. Bevor Sie sich zu Bett begeben, danken Sie für Ihre Schönheit und die Liebe, die Sie in Ihrem Leben erfahren. Mit jedem Tag, der vergeht, werden Sie dann schöner und mit mehr Liebe gesegnet.

Der menschliche Körper besteht zu mindestens siebzig Prozent aus Wasser. In seinem Buch »Die Botschaft des Wassers« zeigt Emoto Masaru auf, wie sich unsere Gedanken auf das Wasser auswirken. Er hat unter dem Mikroskop Fotos von Wasserkristallen aufgenommen und daraus einen Bildband zusammengestellt. Sein Buch verdeutlicht ferner, wie Schadstoffe, aber auch Musik und Worte, die Molekularstruktur des Wassers beeinflussen. Seine Studie vermittelt zudem den Unterschied zwischen einem sauberen Bergbach und verschmutztem Wasser. Der klare Bergbach besticht mit seinen herrlichen geometrischen Molekularformen, während die kristallinen Strukturen von vergiftetem Wasser verformt sind. Masaru demonstriert, wie schön kristalline Formen sind, die mit dem Wort Liebe durchsetzt sind, im Gegensatz zum Wort Hass.

Wir schielen oft nach Billigung von außen. Wir wollen durchs Leben gehen und »es richtig machen«. Die Menschen verbringen viel Zeit mit dem Wunsch, Bestätigung vom Partner, von Geschwistern, Freunden, Eltern oder von der Gesellschaft zu bekommen. Bewusst oder unbewusst suchen wir uns oft Beziehungen, die uns ein tieferes Verständnis unserer eigenen Person ermöglichen. Nachdem wir mit den Themen der unteren Chakren gearbeitet haben – Überleben, Sexualität, Selbstwertgefühl und Beziehungen –, bringen wir uns nun in einen Zustand der Harmonie und verstehen, wie wir das anzuziehen vermögen, was unserem höchsten Wohle förderlich ist. Ein gesundes, ausgewogenes Energiesystem verleiht uns die Fähigkeit, auf unser inneres Wissen zu vertrauen.

Richten wir den Blick nach innen, entwirren wir mit der Zeit die Schichten von Stress, Angewohnheiten und Blockaden – eine Grundvoraussetzung für inneren Frieden. In unserer heutigen hektischen Welt samt ihrer Forderung nach permanenter Produktivität ist es schwierig, Stille zu erfahren. Je mehr wir üben, still bei uns selbst zu sein, desto einfacher wird unser Leben. Wir sagen oft, dass wir keine Zeit haben, um zur Ruhe zu kommen, uns nach innen zu wenden oder zu meditieren. Doch genau das Gegenteil trifft zu. Indem wir ruhig sind und uns die Zeit nehmen, uns selbst zu ehren, werden die Dinge klarer und kommen ins Lot. Antworten stellen sich ein. Langfristig gesehen bedeutet es also einen erheblich geringeren Zeitaufwand, Zeit zum Meditieren einzuplanen.

❖ *Übung* ❖

DIE INTUITION SCHULEN

Suchen Sie sich jemanden, mit dem zusammen Sie üben können, und wenn Sie so weit sind, entzünden Sie eine Kerze, während Sie und Ihr Freund oder Ihre Freundin mehrmals tief durchatmen, um den Körper zu entspannen und zur Ruhe zu kommen. Dann unternehmen Sie eine kurze meditative Reise, um sich einen gemeinsamen Raum der inneren Ruhe zu schaffen. Nutzen Sie jegliche Gedanken, die sich einstellen, während Sie auf Ihre innere Stimme hören. Bitten Sie um Worte, die Ihnen helfen, sich einen Bereich der Stille zu schaffen, und lassen Sie die Worte mühelos fließen. Beurteilen Sie sich nicht; vertrauen Sie auf Ihr inneres Wissen. Planen Sie mindestens zehn Minuten für diese gelenkte Meditation ein. Denken Sie daran, sich und Ihren Partner anschließend langsam wieder ins Hier und Jetzt zurückzubringen und sich auf die gegenwärtige Bewusstheit einzuschwingen.

Setzen Sie sich einander gegenüber, wobei sich Ihre Knie jeweils berühren. Konzentrieren Sie sich auf eine Situation. Wählen Sie eine Szene oder einen Gedanken, den Sie beide erfahren haben und der energetisch hoch aufgeladen ist. Vergegenwärtigen Sie sich diese Szenerie in vollem Umfang, indem Sie Ihre gesamte

Aufmerksamkeit darauf richten. Wenn Sie fertig sind, bitten Sie Ihren Partner, Ihnen die Hände zu reichen, und senden Sie ihm nun die Information, was Sie gerade denken. Organisieren Sie Ihre Gedanken zu einem direkten Informationsstrahl, der in das Energiefeld, das den Körper Ihres Gegenübers umgibt, eintritt. Veranlassen Sie Ihren Partner nach einer Weile, sein geistiges Auge zu nutzen, um in Sie zu blicken. Bitten Sie Ihren Partner, Ihnen zu sagen, was genau er gesehen hat. Sind Sie damit fertig, tauschen Sie die Rollen. Nun nutzen Sie Ihr geistiges Auge und teilen Ihrem Gegenüber mit, was Sie sehen, hören oder fühlen. Stellen Sie es nicht in Frage. Tun Sie das einfach, indem Sie sich in diesen Menschen einfühlen. Fragen Sie Ihr Gegenüber, ob Sie auf der richtigen Spur sind oder nicht. Wenn ja, prima! Dann lernen Sie, Ihre Intuition zu nutzen. Wenn nicht, ist das kein Grund zum Verzweifeln, dann üben Sie eben einfach weiter. Sie werden mit der Zeit schon besser. Sind Sie fertig, tauschen Sie wieder die Rollen und lassen Sie den anderen üben. Haben Sie Ihren Spaß an dieser Übung, und machen Sie sie regelmäßig. Sie werden es kaum glauben, wie schnell Sie ein gutes inneres Gespür für andere Menschen erlangen.

Meditation

Meditation ist eine Methode, um den Verstand zur Ruhe zu bringen. Sie ist die Kunst, stiller Zeuge seiner Gedanken zu sein. Die Meditation lehrt uns Losgelöstheit und zeigt uns, wie wir zum Beobachter werden, indem wir von unserem Wunsch, an etwas festzuhalten, ablassen. Durch regelmäßige Meditation kann man ohne geistloses Geschwätz in Frieden leben. Je öfter wir uns in der Meditation üben, desto leichter fällt sie uns. Wir wollen die Meditation somit als tägliche Übung für jedweden Lebensstil betrachten und weniger als stundenlanges stilles Dasitzen wie ein Yogi; das ist natürlich nicht jedermanns Sache. Wir können uns draußen in der Natur in Meditation üben, bei unserem Morgenspaziergang, in der Kaffeepause am Arbeitsplatz oder uns einfach ruhig hinsetzen. Es gibt viele Möglichkeiten, um mit Gott Zwiesprache zu halten. Wichtig ist, stets Zeit einzuplanen. Wir sind, was wir denken. Je besser wir unseren Verstand zur Ruhe bringen, desto mehr Frieden finden wir. Konzentrieren Sie Ihre Aufmerksamkeit auf positive Gedanken und schaffen Sie sich so eine positive Realität.

Unterscheidungsvermögen

Unterscheidungsvermögen beinhaltet die Fähigkeit, Entscheidungen zu treffen. Wir können die Kunst des Zuhörens lernen, müssen aber dennoch entschlüsseln, ob die Botschaften, die wir vernehmen, einem Zustand der Angst oder der Liebe entspringen. Betrachten wir eine Situation mit Klarheit oder sind wir noch in unseren alten Mustern gefangen und treffen somit aus dieser Position heraus Entscheidungen? Woher wissen wir, was wirklich zu unserem höchsten Wohle ist und was nicht? Welche Maßstäbe setzen wir an unser Leben?
Viele Menschen, die sich an das alte Muster im Sinn von »teile und herrsche« halten, ziehen Geld als Maßstab für ihren Erfolg heran. Würden wir ein Pendel verwenden, um die Energie einer Hundert-Dollar-Note zu ermitteln, fänden wir allerdings heraus, dass sie keine aufweist. Geld ist nur ein Zahlungsmittel für geleistete Dienste. Nur Menschen und Naturelemente lassen sich mit Energie aufladen. Vermögen wir die Welt nun als von unendlichen Möglichkeiten erfüllt zu sehen, verstehen wir, dass alles in uns liegt oder unmittelbar vor uns. Indem wir aus unserem Herzen heraus leben und diese Liebe mit anderen teilen, führen wir diesem Menschen mit unserer Liebe wertvolle Ener-

gie zu. Er ist ein realer, lebender Körper, der aufgeladen werden kann. Je besser wir in der Lage sind, diese Person zu lieben, desto schöner wird sie. Liebe kennt keine Grenzen. Somit kann dieser Mensch nun seinerseits mehr Liebe mit anderen teilen und sie auch weitergeben. Die Freude und Inspiration, die aus dieser Liebe entstehen, fließt endlos über.

Das Gleiche gilt für die Tierwelt. Wir können die Erde neu erschaffen, indem wir Zeit in der Natur verbringen und sie mit unserer Liebe erfüllen. Stattdessen haben wir jedoch durch unsere Gier und durch unser Streben nach – vermeintlicher – Macht die Erde zerstört und somit auch unsere wertvollste Quelle, das Wasser. Wir sollten uns nur nehmen, was wir wirklich *brauchen*, anstatt zu glauben, nicht genug zu haben und dann Land und Wasser zu horten und zu viel zu konsumieren. Wir sind nicht hier auf Erden, um uns aufgrund unseres Zwangs, immer mehr tun zu müssen, zu überarbeiten, sondern eher, um uns die Zeit zu nehmen, mit unseren Lieben eins zu sein, mit der Erde und uns selbst. Sobald wir über echtes Unterscheidungsvermögen verfügen, wissen wir immer, was zu unserem höchsten Wohle ist und was eine Ablenkung ist, die uns bloß von unserem Kurs abbringen soll.

Lernen wir, aus einer Position reiner Liebe heraus zu leben, können wir nur Entscheidungen treffen, die zu unserem höchsten Wohle dienen, weil wir nämlich unser Gottesselbst verwirklichen. Leben wir mit unserem Herzen, nachdem wir uns alter Überzeugungen und Muster in Form von Energieklärung entledigt haben, bewahren wir uns als reine Gefäße der Liebe. Das liegt an unserem Unterscheidungsvermögen, denn wir können nur Entscheidungen treffen, die unserem höchsten Wohle zuträglich sind, wenn wir unser Leben aus einem reinen Herzen heraus führen.

Synchronizität

Unter Synchronizität versteht man den spontanen Moment, wenn zwei Dinge zusammentreffen, die in keinem erkennbaren Kausalzusammenhang zueinander stehen, jedoch einen Sinnzusammenhang offenbaren. Es ist das Magische, das uns umgibt, es sind die »Zufälle« in unserem Leben. Doch gibt es so etwas wie Zufall überhaupt? Ich denke nicht. Das Leben ist so herrlich orchestriert. Indem wir die Macht unserer eigenen Gedanken und Absichten erkennen, verstehen wir auch das Prinzip der Synchronizität. Je mehr Aufmerksamkeit wir beim Zuhören, Sehen, Fühlen und Hören über die alltäglichen Ereignisse hinaus an den Tag legen, desto stärker empfinden wir das Einssein im Leben – verstehen wir diese Gabe. Wie oft sind wir im Lebensmittelgeschäft schon jemandem über den Weg gelaufen, den wir seit geraumer Zeit nicht gesehen hatten und den wir schon längst einmal anrufen wollten, weil uns dieser Mensch gedanklich beschäftigt hat? Sie denken gerade an Ihre Mutter, und da läutet auch schon das Telefon und sie ist am Apparat und sagt guten Tag. Wir überlegen uns, wo wir den Urlaub verbringen wollen – und am nächsten Tag hören wir bei verschiedenen Gelegenheiten, wie schön Hawaii ist. Wir wollen, dass uns jemand hilft, einen neuen Werbeprospekt für unser Geschäft zu entwerfen, und am Nachmittag lernen wir in einem Bioladen einen Grafiker kennen.

Betrachten wir die Welt, die uns umgibt, als Widerspiegelung unserer Seele, begreifen wir die Synchronizität, die in jedem Moment gegenwärtig ist. Sobald wir uns unseren Sinn und Zweck klar erkennen und wissen, wie wir unseren Weg gehen wollen, begreifen wir allmählich auch, welch ein großer Teil des Lebens perfekt orchestriert ist, damit wir unsere Lektionen und Aufgaben im Leben auch verstehen können. Oft sehen wir uns mit der schwierigen Aufgabe konfrontiert, den Unterschied

zwischen Ablenkung und Synchronizität zu erkennen. Woher sollen wir wissen, ob etwas nur ein Ablenkungsmanöver ist?
Ablenkung entfernt uns von unserer Mitte. Wenn Sie beispielsweise den Entschluss gefasst haben, ein Projekt zu beenden, das Sie endlich aus den Fingern haben wollen, doch dann ruft ein alter Freund an und kündigt seinen Besuch an. Sie sind perplex, weil er genau in dem Moment am Telefon ist, als Sie an ihn gedacht haben – ein Fall von Koinzidenz. Sie benötigen nun Ihr Unterscheidungsvermögen, um beurteilen zu können, ob das etwas Positives für Ihr Leben bedeutet oder eine Ablenkung darstellt. Unterscheidungsvermögen ist ein hervorragendes Werkzeug, um auf dem richtigen Weg zu bleiben.
Bei Synchronizität ist die Schönheit Gottes am Werk. Sie ist der göttliche Plan, der jeden Augenblick existiert und sich unserem Verständnis offenbart. Diese Momente erinnern uns daran, dass wir nicht alleine sind, und je mehr wir auf dieses innere Wissen hören sowie auf die Spiegelung dieses uns stets und überall umgebenden Wissens, desto eher finden wir die entsprechenden Antworten. Sobald wir Klarheit gewinnen, indem wir unsere Absicht fein abstimmen, desto einfacher und eindeutiger stellen sich die Antworten ein. Denn unser eigenes Verständnis muss sich uns offenbaren. Niemand kann uns das abnehmen, sonst würde man uns unserer persönlichsten Reise, unseres Weges berauben.

Auf Anleitung hören

Wir alle verfügen über eine intuitive, sensible Seite, die uns durch viele Turbulenzen im Leben sicher steuert. Es ist der weibliche Aspekt unserer Natur, der uns innere Weisheit bringt – unsere rechte Gehirnhälfte. Viele Menschen haben diesen Anteil ihres Selbst unterdrückt. Wir leben in einer männlich orientierten Gesellschaft, in der wir die falsche Überzeugung geschaffen haben, dass es alles Mögliche zu erledigen gilt, dass wir immer noch produktiver sein müssen. Leistung und nochmals Leistung lautet die Devise.

Die meisten Menschen haben die Tendenz, Erfolg als Leistungsmaßstab heranzuziehen. Wie viele verschiedene Dinge kann ein Mensch gleichzeitig tun? Viele von uns leben im Zustand von absolutem Stress: nonstop beschäftigt. Eine Mutter beendet einen vollen Arbeitstag im Büro, dann holt sie die Kinder von der Schule ab, geht einkaufen, fährt ihren Sohn zum Fußballtraining, bringt die Tochter in die Ballettstunde, kommt nach Hause und bereitet das Abendessen vor. Sie macht den Abwasch, hilft den Kindern bei den Hausaufgaben – und fällt völlig erschöpft ins Bett. Ob bei dieser Art Alltag überhaupt noch die Möglichkeit besteht, Zeit für Meditation und Stille zu finden? Wir leben in einer Gesellschaft, in der ständig etwas zu *tun* ist, und wir haben vergessen zu *sein*.

Es ist wichtig, Zeit einzuplanen, um auf göttliche Anleitung zu hören. Ließe sich das jeden Tag ein paar Augenblicke schaffen, wären wir sicher überrascht, welch einen Unterschied das in unserem Leben ausmacht. Wir können auf unser eigenes inneres Wissen hören oder auf geistiger Ebene darum bitten.

Durch Meditation finden wir zu unserem inneren Wissen zurück. Wir empfangen es, sobald wir in der Lage sind, den Verstand zur Ruhe zu bringen und uns in der Stille wohl zu fühlen. Aus dieser Position heraus können wir eine Frage stellen und erhalten dann auch eine klare Botschaft.

Richten wir eine Bitte an unsere Führer oder Engel, ist es wichtig, der Anleitung, die wir erhalten, auch Folge zu leisten. Auf diese Weise entwickeln wir ein enges Verhältnis, das Vertrauen aufbaut. Wenn jemand um etwas bittet, weiß derjenige aus tiefstem Herzen heraus, dass sein Wunsch sich erfüllen kann. Unsere Führer und Engel wollen wissen, dass wir in der Lage sind zuzuhören und uns wünschen, unseren spirituellen Weg weiterzugehen. Entwickeln wir die Fähigkeit zuzuhören, öffnen wir uns den unendlichen Möglichkeiten, die in jedem Augenblick vorhanden sind. Und je besser wir zuhören, desto mehr Unterstützung vermögen wir dann von unseren Engeln anzunehmen.

❖ *Übung* ❖

MEDITIEREN

Nehmen Sie sich Zeit, um zur Ruhe zu kommen und den Verstand zu beruhigen. Sie müssen einfach alles einen Moment stehen und liegen lassen, und sich ein behagliches Plätzchen suchen, um still zu werden. Denken Sie daran, dass Meditation nicht zwangsläufig bedeutet, schweigend dazu*sitzen*, sondern ruhig zu *sein*. An manchen Tagen wird es Ihnen schier unmöglich erscheinen, Zeit zu erübrigen, um auch nur ein paar Augenblicke zur Ruhe zu kommen; es ist in so einem Fall einfacher, über Meditation und Ruhe nachzudenken, als dergleichen wirklich zu tun. Je mehr Zeit wir uns in aller Stille nehmen, über desto mehr Zeit und Klarheit verfügen wir dann jedoch.
Sobald Sie sich entschließen zu meditieren, um innere Ruhe zu finden, fällt Ihnen vielleicht auf, wie viele verschiedene Gedanken sich plötzlich einstellen. Vorkommnisse oder Menschen, an die Sie seit ewigen Zeiten nicht gedacht haben, gelangen plötzlich an die Oberfläche. Womöglich wundern Sie sich, wie es überhaupt möglich ist, dass Ihnen so viele unzusammenhängende Gedanken durch den Kopf geistern. Wo kommen sie alle her? Stellen Sie einfach fest, dass sie da sind und an die Oberfläche treten, um entlassen zu werden. Das ist schon in Ordnung so. Halten Sie nicht an diesen Gedanken fest, son-

dern betrachten Sie sie lieber, als würden Sie einen Film anschauen oder auch eine Seifenblase, die ein Kind geformt hat, und die nun einen Moment lang durch die Luft schwebt, bevor sie schließlich zerplatzt. Würdigen Sie Ihre Gedanken, während sie vorüberziehen. Sie sind aus einem Grund da und brauchen vielleicht nur Raum, um zum Ausdruck zu kommen.

Es gibt viele verschiedene Lehren in Sachen Meditation und wie sie sich am besten praktizieren lässt. Machen Sie es einfach so, wie es Ihnen unter Ihren Lebensumständen am passendsten erscheint. Falls Sie sich für eine Sitzmeditation entscheiden, ist es wichtig, sich dafür einen heiligen Ort zu schaffen. Zünden Sie eine Kerze und ein Räucherstäbchen an oder versprühen Sie etwas Duftöl. Achten Sie darauf, dass der von Ihnen gewählte Ort offen ist, dass kein Durcheinander herrscht und es sich gut anfühlt, dort zu sitzen. Stellen Sie das Telefon und alles andere ab, was Sie irgendwie ablenken könnte. Nun ist die Zeit gekommen, allein für sich zu sein. Würdigen Sie das als Ihren wertvollsten Schatz oder auch als Geschenk Gottes.

Nachfolgend sind nun mehrere verschiedene Möglichkeiten zusammengestellt, aus denen Sie die für Sie Passende auswählen können:

- Konzentrieren Sie sich mit offenen Augen auf eine Kerze.
- Nutzen Sie ein Sprichwort oder ein Mantra, das Ihnen hilft, Ihre Aufmerksamkeit nach innen zu richten. (Sie können Ihr eigenes Mantra kreieren, indem Sie eine der Meditationen der neun inneren Juwelen verwenden wie:
  Ichbin Frieden, Ichbin Mitgefühl, Ichbin Wohlstand.)
- Konzentrieren Sie sich auf Ihr drittes Auge.
- Sitzen Sie ruhig und still da.
- Machen Sie eine Meditation, bei der Sie sich bewegen, wie gehen, tanzen oder dergleichen.
- Singen Sie ein Lied oder Mantra über Gott.

- Trommeln Sie oder machen Sie Musik, indem Sie den Rhythmus nutzen, um Ihren Verstand zu beruhigen.

Was auch immer Ihnen am angenehmsten erscheint, um sich in Stille zu üben, eignet sich bestens als Ausgangspunkt für die von Ihnen gewählte Meditation. Vielleicht möchten Sie ja mehrere unterschiedliche Meditationsformen ausprobieren, um zu sehen, was bei Ihnen den größten Erfolg zeigt. Fangen Sie, wenn Sie noch nie meditiert haben, mit ein paar Minuten an, und steigern Sie sich dann langsam auf zwanzig Minuten, und zwar zweimal täglich. Es kann durchaus eine Weile dauern, bis Sie das schaffen. Bedenken Sie, dass es so etwas wie richtig oder falsch nicht gibt. Sie müssen einfach die Mühe immer wieder auf sich nehmen und sich Zeit für Ihre innere Ruhe nehmen. Sie werden über Ihre Ergebnisse erstaunt sein, wenn Sie eine Weile dabeibleiben, und feststellen, dass Sie viel mehr Zeit und Kraft für die Menschen erübrigen können, die Sie lieben, sowie für die Dinge, die Ihnen Freude bereiten.

Erweiterte Bewusstheit

Wenn wir Meditation praktizieren, reagieren wir mit mehr Sensibilität auf unsere Umgebung: Unser Geschmacks- und Tastsinn werden geschärft. Das Essen schmeckt und Düfte riechen intensiver. Unser Körper wird leichter, weil er an Dichte verliert. Alle negativen Gedanken und Verletzungen bauen Stress auf und sorgen im Körper für Dichte. Wenn wir unseren physischen Körper davon klären, erlangen wir größere Bewusstheit. Je mehr wir üben, desto besser fühlen wir uns, denn der Stress verlässt langsam den gesamten Körper. Vielleicht spüren Sie ja tatsächlich, wie er Ihnen vom Rücken oder von den Schultern abfällt, wo sich Spannungen oft hartnäckig und schmerzhaft anstauen.

Wir sehen und empfinden Menschen auf unterschiedlichste Weise. Wir können jemanden berühren und fühlen, was derjenige empfindet, je mehr wir auf unser inneres Wissen hören. Sobald uns bewusst wird, dass wir von anderen nicht getrennt sind, vermögen wir unser Gegenüber als Erweiterung von uns selbst zu empfinden und wissen dann auch intuitiv, was in diesem Menschen vor sich geht. Wenn wir zuhören, verstehen wir einander und uns selbst besser, und je umfassender wir uns öffnen, desto besser verstehen wir unsere Seelenreise. Das in vielen Facetten grünlich schillernde Juwel der inneren Weisheit lässt uns unsere Seelenreise begreifen und vermittelt uns ein Gespür, zu welchem Zweck wir hier auf Erden sind.

In der Stille empfangen wir Antworten. Eine der größten Herausforderungen ist: Auf welche Stimme hören wir? Oft vernehmen wir mehr als nur eine Stimme. Ist das der Fall, fragen Sie sich: Spricht hier mein Ego zu mir? Mein Herz? Oder ist es die Stimme Gottes? Gehen Sie diesem Gedanken nach, um zu sehen, von wo er tatsächlich gekommen ist. Haftet er etwas an, ist es aller Wahrscheinlichkeit nach das Ego. Mit entsprechender Übung kann man spüren, wenn das Herz sich weitet. Hinterfragen Sie also regelmäßig Ihr Herz, denn es zeigt Ihnen Ihre Gefühle – und hören Sie dann darauf. Gute Gedanken stellen sich meist in Form von plötzlichen Eingebungen ein. Je öfter wir uns in Stille üben, desto leichter fällt es uns, den Unterschied zu erkennen. Der Körper ist ein großartiges Barometer zum Verständnis unserer Wahrheit. Lernen wir, auf die Weisheit unseres Körpers zu vertrauen, wissen wir immer, welche Entscheidung unserem höchsten Wohle dient.

Den meisten Menschen fällt es schwer, ausreichend zur Ruhe zu kommen, um ihre innere Weisheit zu vernehmen, weil sie ständig mit etwas beschäftigt sind. Oft ist es einfacher, sich in übertriebenem Tatendrang zu ergehen, als ein paar Minuten oder Stunden still zu sein. Unsere Gesellschaft ist absolut produktionsorientiert, es besteht ständig das Bedürfnis, mehr herzustellen, mehr zu haben, mehr darzustellen. Wir wollen in den Augen unserer Bezugspersonen gut dastehen. Es ist jedoch nicht die äußere Autorität von Bedeutung, sondern ausschließlich die innere. Verstehen wir die Notwendigkeit, unsere innere Autorität selbst zu sein, ist es nicht mehr erforderlich, uns durch unsere Bezugspersonen und Arbeitskollegen spiegeln zu lassen, denn wir können unsere innerste Wahrheit dann selbst erkennen.

Alle großen Lehrmeister betonen seit alters her, wie wichtig es ist, sich selbst zu kennen. Nehmen Sie sich diese Worte zu Herzen. Außerhalb der eigenen Person nach Antworten zu suchen kann kein Schlüssel zum Glück sein. Suchen Sie in sich und finden Sie Ihre Wahrheit. Aus dieser Suche entsteht dann das Freisein von selbst auferlegten Einschränkungen.

Die Fähigkeit, den Blick ins Innere zu richten, macht enormen persönlichen Einsatz erforderlich, die persönliche Wahrheit zu entdecken, und natürlich den Wunsch nach Veränderung. Dieses Buch möchte Ihnen verschiedene Erfahrungen vermitteln, wie man erwachen kann, und die Erkenntnis, dass wir zu unserer Wahrheit erwachen müssen, um ein glücklicheres, erfüllteres Leben zu führen. Schauen wir in den Kern unseres Wesens, finden wir einen Hort des Friedens. Sind wir in der Lage, dieser inneren Stimme zu vertrauen oder die Anleitung durch unsere Engel oder andere Lehrmeister zu akzeptieren, dann können wir die Wahrheit verstehen, die unsere Persönlichkeit ausmacht. An diesem Punkt unserer Reise zu unserem Selbst wissen wir dann, dass das Herz unser wahres Zuhause ist.

Wer also wohnt nun wirklich unter der Oberfläche? Lassen wir die Menschen in unserem Umfeld alle Aspekte unseres Selbst sehen oder halten wir uns ständig aus irgendeinem Grund zurück? Vermutlich verdrehen wir ja alle tagtäglich ein bisschen die Wahrheit. Aber sind wir wirklich ehrlich zu uns selbst? Gibt es noch eine Schicht unter der Oberfläche?

Jedes Mal, wenn wir außerhalb von uns suchen, um bei jemand anderem einen Fehler zu finden oder um zu erkennen, wie man uns getäuscht hat, sollten wir ein zweites Mal hinschauen. Hat es wirklich mit dieser anderen Person zu tun, oder fungiert sie nur als Spiegel, damit wir uns erkennen können? Bedenken Sie, dass es ausschließlich darum geht, wieder zurück nach Hause zu finden und unterwegs einem Freund oder einer Freundin behilflich zu sein – nach Hause ins Herz, wo Gott und das Selbst sich in Liebe vereinen. Haben wir genug Vertrauen zu uns selbst, um eins mit Gott zu sein, verwirklichen wir unsere Göttlichkeit.

KAPITEL 9

Gott

Wie erkennen wir Gott? Diese Frage haben sich im Lauf der Jahrhunderte schon viele Menschen gestellt, zahlreiche Kulturen und Persönlichkeiten unterschiedlicher religiöser Herkunft. Wir haben im Namen Gottes gekämpft, getötet und die Erde entweiht – und das alles im Bestreben, Gott näher zu sein. Wie können wir nun unser Einssein mit Gott verstehen? Werden wir je fähig sein, die äußere Suche nach Gott aufzugeben und stattdessen Frieden in uns sowie auf Erden finden?
Gott wird von den Menschen mit vielen Namen belegt. Nach meinen langjährigen Bemühungen, das Göttliche zu definieren, bin ich nun mit dem Wort Gott überaus zufrieden. Allein der Versuch einer Definition schafft bereits einschränkendes Schubladendenken. Jeder sollte also den Begriff verwenden, der ihm persönlich am besten passt.
Wir können Gott niemals kennen, solange wir uns nicht selbst kennen. Der Prozess, alle Anteile unseres Selbst wieder auf uns zu beziehen, ist die Reise zur Erkenntnis Gottes. Jegliche unbekannten Anteile halten uns davon ab, Gott vollständig willkommen zu heißen. Wir müssen nach innen schauen, um Gott zu finden. Die meisten von uns verbringen jedoch ihr ganzes Leben damit, Gott außerhalb ihrer selbst zu suchen. Gott existiert aber nicht als Retter im Himmel oder als Figur, die geheiligt auf einem Berggipfel thront oder eines Tages wiedergeboren wird, um uns von unseren Missetaten zu erlösen. So definiert

sich vielmehr das alte Modell, das uns im Zustand der Machtlosigkeit hält – und uns eben außerhalb des eigenen Selbst nach Antworten suchen lässt. Wir wollen nun aber unsere Aufmerksamkeit nach innen lenken und Gott in uns entdecken. So vermögen wir selbstbewusst mit dem Wissen einherzuschreiten, dass wir Gott sind – und zwar jeder Einzelne von uns – und an alles zu denken, was wir sind und auf Erden lernen und umsetzen wollen.

Das **neunte innere Juwel** ist Gott. Es erinnert uns an unsere Göttlichkeit. Auch wenn unser gesamtes Sein Gott ist, können wir den Scheitel oben am Kopf, auch Krone genannt, als höchsten Punkt unseres Körpers erkennen. Hier finden wir unsere Verbindung zur göttlichen Quelle, dem Einssein alles Existierenden. Dieser *schimmernde Diamant* erinnert uns an den brillanten, synchronen Überfluss eines jeden Augenblicks, der alles umfasst.

Ein *Diamant* weist eine hohe Frequenz auf, was sich an seinem schillernden Lüster zeigt, eine der vielen Eigenschaften, die ihm im Lauf der Zeit den Ruhm der Perfektion eingetragen hat. Es wird ihm noch immer die größte Kraft unter den Edelsteinen zugeschrieben, was dem Tragenden die Verpflichtung auferlegt, ein klarer Kanal zu sein. Die Eigenschaften des Diamanten verleihen ihm die machtvolle Fähigkeit, die angestrebte Absicht zu verstärken. Trägt jemand diesen Edelstein in seinem höchsten Gottesselbst, wird er in diesen Seinszustand erhoben. Trägt jemand hingegen das Juwel mit negativer Intention, d. h. in schlechter Absicht, bekommt er mehr an Negativität zurück. Es ist somit am besten, einen Diamanten im Licht des Positiven zu tragen und jegliche Negativität in Grenzen zu halten.

Gott umfasst alles: Pflanzen, Tiere, Menschen, die Erde, Elemente, Sterne, Planeten, die Sonne und den Mond. Die sanften grünen Hügel, die blühenden Blumen im Frühling, der Morgengesang eines Rotkehlchens, die Anmut, mit der ein Wal aus dem

Wasser aufsteigt, ein trauriges Kind, das Tränen vergießt – all das ist Gott. Gott ist in uns allen. Um das Königreich Gottes in uns zu verwirklichen, müssen wir nicht mehr in der Welt herumsuchen, um Gott zu finden. Indem wir unsere Macht zurückfordern, zu unserer Gottesnatur erwachen, vermögen wir durch unsere Anwesenheit die Welt im positiven Sinne zu verändern.

Gegenwärtigkeit

Das aufrichtigste Geschenk, das wir einander machen können, ist unsere göttliche Gegenwärtigkeit. Viele verbringen so viel Zeit in Hektik, dass sie vergessen, wer sie sind oder wozu sie überhaupt auf Erden sind. Oft weint ein Kind, weil es geliebt werden will oder Hunger hat. Streiten wir uns mit jemandem, den wir von Herzen gern haben, ist das eigentlich ein Versuch, die Liebe dieses Menschen zu fühlen. Auch wenn es oft nicht den Anschein hat, doch unter der Oberfläche verbirgt sich unsere Sehnsucht, zu lieben und geliebt zu werden.
Hatten Sie je Gelegenheit, mit einem Guru zusammen zu sein? Worte erübrigen sich. Der Raum ist mit so viel Liebe erfüllt, dass man nur in dieser Bewusstheit anwesend sein will. Unsere Fragen und Gedanken verlassen uns, da wir spüren, wie unser Wesen von göttlicher Liebe erfüllt wird.
Gegenwärtig zu sein bedeutet, sich ganz mit dem Wesen Gottes in Einklang zu bringen, seine eigene Gottesnatur zu erkennen. Wir vermögen alles zu erreichen, wenn wir es uns gestatten, zu fühlen, unser Herz und alle Energiezentren des Körpers zu öffnen, wodurch wir uns mit der Erde wie auch mit dem Himmlischen über uns verbinden und auf diese Weise diese Energien in unserem physischen Körper zu einer Einzigen vereinen. Wenn wir lernen, diesen Zustand aufrechtzuerhalten, wird uns

klar, dass wir weiter gar nichts tun müssen. In unserem Gottesselbst, dieser schwingenden Frequenz des liebevollen Einsseins, fühlen wir alles. Wir erkennen dann, dass es keine Trennung gibt, denn alles ist in uns. Alles kann sich verkörpern, indem wir unseren Blick nach innen wenden, Gott in uns sehen und dann unsere Aufmerksamkeit auf das richten, was sich unserem Wunsch entsprechend ereignen soll. Wir dürfen dabei nicht vergessen, den Körper offen zu halten, und zwar vor allem unsere Handflächen, denn sie symbolisieren unsere Fähigkeit, zu geben und zu nehmen. Sind unsere Hände zur Faust geballt, ist das nicht möglich, denn wir verschließen uns dann der Welt. Es gibt in diesem Zustand keinen Zweifel und auch keine Fragen, die zu stellen wären, denn wir haben unser inneres Wissen angezapft: das Wesen Gottes.

Das Rad des Lebens

Das Leben ist ein Kreislauf ohne Anfang und Ende, ein Kontinuum aus Raum, Zeit und Energie. Wir alle unternehmen unsere Seelenreise in diesem Rad des Lebens. Es spielt keine Rolle, wo wir beginnen. Jeder hat seinen eigenen Punkt auf dem Rad, der für ihn in dem Moment am geeignetsten ist. Man kann viele Male hin und her reisen oder jahrelang an einem Ort verweilen. Jeder hat seinen persönlichen Weg im Leben, dem er folgt, und darin liegt die Schönheit all dessen, was wir sind und was wir jeden Augenblick mit unserer Gegenwärtigkeit schaffen.
Das Rad des Lebens ist heilig. Es ist die Evolution des Geistes, die Allwissenheit und die Leere, der ständige Wandel der Gezeiten, die stetige Bewegung im Fluss des Universums. Dieser Rhythmus ist unaufhaltsam, denn aufgrund seiner konstanten Bewegung werden wir als Individuen wie auch als Gemeinschaft vorangetrieben.

Manchmal haben wir das Gefühl, als würden wir bei unserem Streben Rückschritte machen. Dieser Teil unserer Reise kann schwierig sein, doch mit der Zeit wird uns klar, dass derartige Rückschritte ebenso wichtig sind wie voranzuschreiten – und manchmal erweisen sie sich sogar als die größeren Lehrmeister. Die meisten erwarten, vorwärts zu kommen und Fortschritte zu machen. Wenn es also den Anschein hat, als würden wir Rückschritte machen, schärft sich unsere Aufmerksamkeit. In solchen Lebensphasen ist größte Bewusstheit vorhanden. Uns werden durch Tränen und Herausforderungen viele Segen zuteil, die nicht immer sofort und einfach zu sehen oder fühlen sind, doch anschließend können wir auf diese Erfahrungen als unglaubliche Geschenke zurückblicken.

Im Rad des Lebens ist jeder von uns allwissend. Alles, was je war oder sein wird, ist im gegenwärtigen Moment vorhanden. Das Rad des Lebens ist zeitlos und birgt jegliche Intelligenz. Ist ein Mensch für dieses Verständnis offen und akzeptiert diesen Zustand, in dem er sich befindet, steht ihm alles zur Verfügung. In dieser Position der unendlichen Möglichkeiten ist wahrhaftig alles möglich. Man muss dazu nichts tun, außer seinen Körper zu entspannen, gegenwärtig zu sein und zuzulassen, dass die Dinge sich einem unsichtbaren Plan folgend entfalten.

Gott kennen

Erkennen wir uns als Geschöpfe Gottes, lernen wir aus dem gegenwärtigen Augenblick heraus ohne besondere Erwartungen zu handeln. Wir können eine klare Intention formulieren, loslassen, unser Herz öffnen, unseren eigenen Willen Gott anvertrauen und zulassen, dass die Dinge sich naturgemäß ereignen. Jeder von uns hat in diesem Lebensrad seinen Platz, der sich allerdings hin und wieder verändert. Sind wir uns unseres

Einsseins mit dem Universum bewusst und sehen davon ab, unser Leben oder das der anderen kontrollieren zu wollen, liegt alles unmittelbar vor uns. Gestatten wir uns zu entspannen und können wir diesen friedlichen Zustand akzeptieren, entlässt unser Körper die Starrheit als vertrautes Muster und schafft einen fließenderen Zustand, der diesem neuen Bewusstsein förderlich ist. Wenn sich das Zellgedächtnis in unserem Körper verändert, verliert er an Dichte und gewinnt somit an Leichtigkeit, was mit einem Frequenzwechsel des physischen Körpers einhergeht. Halten wir an unseren Gedanken, an negativen Gefühlen oder an Menschen fest, die unserem neuen Zustand nicht dienlich sind, ist es unmöglich, in diesem neu gewonnenen Zustand zu verweilen.

Dass Leute aus unserem Leben verschwinden, wenn wir uns verändern, ist ganz in Ordnung; es ist ein natürlicher Prozess. Halten wir an einem Zustand der Festgefahrenheit fest, weil wir nicht loslassen wollen oder können, fällt es uns schwer, uns frei zu entfalten. Diese Stagnation blockiert uns dann, am göttlichen Fließen teilzuhaben. Wir verstehen das, wenn wir uns als Beispiel vor Augen halten, wie es ist, in einem Fluss gegen den Strom zu schwimmen. Erheblich einfacher und natürlicher ist es, sich der Strömung anzupassen. Außerdem kann man sich auch mühelos bewegen, wenn der Körper geschmeidig und flexibel ist. Yoga ist eine hervorragende Methode, um dem Körper zu dieser Geschmeidigkeit zu verhelfen. Offensichtlich empfinden viele die Notwendigkeit, ihren Körper zu erwecken, da weltweit immer mehr Menschen an Yoga-Sitzungen teilnehmen. Die Menschen sind bereit, einen einfacheren Weg zu beschreiten.

Das Leben birgt einen Rhythmus – es ist stets am Pulsieren, ständig am Schlagen und versorgt die Bewegungen von allem und jedem mit Energie. Jeder von uns betritt den Kreislauf des Lebens zu einem anderen Zeitpunkt – es hängt davon ab, was wir im jeweiligen Augenblick gerade brauchen. Wichtig ist, jedwede Eintrittsposition zu akzeptieren, damit wir die Lehre empfangen können. Möchten wir, dass es schneller vorangeht, schätzen wir den gegenwärtigen Moment nicht.

Wie in Kapitel acht besprochen, kann die Reise nach innen unangenehm und unbequem sein. Viele meinen, dass ein anderer ihnen die Antwort auf diese doch so persönliche Herausforderung geben kann. Die Kunst, sich nach innen zu wenden, bedeutet zu lernen, wie man sich in Geduld übt. Sie ist eine unserer größten Lehrmeister. Geduld gibt uns Zeit und Raum, so dass Denken, Fühlen und Handlungen sich entfalten können. Es besteht heutzutage die Forderung nach unmittelbarer Bedürfnisbefriedigung. Doch bedenken Sie eines: Die Zeit ist eine Illusion, die wir erfunden haben. Unsere Ungeduld hält uns davon ab, den natürlichen Rhythmus des Lebens zu erfahren. Sobald sich jemand hinsetzt, um sich einen Freiraum der Stille zu schaffen, stellen sich Unmengen Gedanken ein. Der Schlüssel zum Erfolg liegt in der Geduld. Diese Gabe hilft uns, das Tempo ausreichend zu drosseln, um die Schönheit zu sehen und auf unserem Weg verschiedenartigste Segnungen zu empfangen. Nehmen Sie sich Zeit zum Entspannen. Mit der Zeit gelingt es, ruhig dazusitzen und die Stille sogar zu genießen. Es ist ein wunderbarer Zustand tiefer, tiefgründiger Glückseligkeit.

Ein anderer Aspekt, der uns von Gott ablenkt, ist der Perfektionismus. Oft wird beispielsweise jemand mit seinem Projekt zu spät fertig, weil es so gut wie nur möglich sein soll. Er hält sich nicht an die Vorgaben – aus Angst, nicht als Fachmann zu gelten. Aber oft würdigen wir unsere Arbeit auch nicht, weil wir meinen, dass sie einen bestimmten Standard nicht erfüllt. Perfektionismus unterbindet Manifestation. Diese Verhaltensweise hält zu krampfhaft an etwas fest, so dass der natürliche Rhythmus nicht fließen kann. Wir sollten daher nicht zum Opfer unseres Perfektionismus werden – er ist eine tückische Falle.

Auf der Reise zur Erkenntnis Gottes streben wir stets danach,

Ganzheit zu erlangen. Indem wir uns bewusst machen, dass wir immer beides sind – Betrüger und Betrogener, Wahrheitssuchende und die Wahrheit selbst, Liebe und Furcht, Gott und Mensch, Trennung und Einssein –, entdecken wir unsere Ganzheit in allem: »*Ich bin alles und auch alles, was ich nicht bin.*«
Jede Form menschlichen Ausdrucks liegt in uns. Die Fähigkeit zu vergewaltigen, zu stehlen, zu töten, ein Kind zu belästigen oder die Massen zu manipulieren findet sich in unserer Molekularstruktur. Und ebenso findet sich dort die Fähigkeit zu lieben, uns mitzuteilen, einem Kind zu helfen, Harmonie zu schaffen und ein leuchtendes Vorbild für Frieden zu sein.
Wir sollten nie vergessen, dass Gegensätze sich anziehen, denn darin bestehen die Geheimcodes des Universums. Wenn wir im Leben nicht weiterkommen und etwas einfach nicht klappen will, entdecken wir mitunter, dass gerade die gegenteilige Position – oder Bedeutung, Gedanken oder Gefühle – uns dann eine stimmige Richtung einschlagen lassen. Stagnieren wir, befinden wir uns nicht im natürlichen Fluss und Rhythmus des Lebens. Wenn wir nicht wissen, wie wir Liebe empfinden sollen, empfinden wir Furcht. Verstehen wir nicht, wer Gott ist, dann lohnt die Überlegung, wer Gott nicht ist: ein Verräter.
In seinem Buch »Leben und Lehren der Meister im Fernen Osten«, Band fünf, erzählt Baird Spalding die Geschichte, wie er einmal im Vatikan war und das Gemälde »Die Bergpredigt« studierte. Man legte ihm nahe, den Louvre in Paris zu besuchen und dort die Briefe Leonardo da Vincis einzusehen. »Er sah Christus im Gesicht des Mannes, den er ausgewählt hatte, um ihm für das Porträt Modell zu sitzen [...] Zwei Jahre später beschloss der Künstler, ein Bild von Judas zu malen, dem Verräter. Er suchte fast zwei Jahre lang nach jemandem, der abscheulich genug war, um für das Porträt des Verräters Modell zu sitzen [...] Da war der Mann schließlich – verwahrlost und verkommen, die Kleidung in Fetzen. Er ging auf ihn zu und sagte: ›Ich habe ein

Porträt von Christus gemalt, jetzt suche ich nach einem Mann, der mir Modell sitzt, damit ich ein Porträt von Judas, dem Verräter, malen kann.‹ Der Mann schaute auf und erwiderte: ›Mein Herr, ich saß für Christus Modell.‹ Es war der gleiche Mann!«

Wir vermögen Gott erst zu erkennen, wenn wir auch den Verräter erkennen. Verrat öffnet ein Tor ins Dunkel unseres Seins. Auf der Reise zur Erkenntnis Gottes wird jeder mit Verrat als Erfahrung konfrontiert. Die Tiefe dieser Essenz offenbart die versteckten Anteile unserer Seele und bringt sie ans Licht. Nehmen wir den Verräter in uns an, nehmen wir Gott an.

In den Augen Gottes sind wir alle gleich. Ein König ist nichts Besseres als ein Obdachloser. Männer und Frauen sind gleich, Lehrer und Schüler, Eltern und Kinder. Wir mögen ja alle unterschiedliche Fähigkeiten besitzen, und einige Seelen sind vielleicht weiter fortgeschritten als andere – und einige Seelen gar dazu auserwählt, Großes zu tun. Es ist jedoch wichtig, demütig zu bleiben, einander mit dem angemessenen Respekt zu behandeln und nie zu vergessen, dass in jedem Menschen das Antlitz Gottes zu finden ist.

Man betrachte nur die Natur, um das Werk Gottes zu verstehen. Ein Saatkorn wird dank Erde, Luft, Wind, Wasser und Sonne zu einer Pflanze. Bevor der Garten bepflanzt wird, gilt es, den Boden zu bestellen. Die Erde wird gepflügt und gedüngt, der Boden bewässert, der Samen ausgesät – und dann sprießen aus der Erde die Pflanzen der Sonne entgegen, woran alle Naturelemente beteiligt sind. Der Garten muss regelmäßig gejätet und gedüngt werden, damit alles gut wächst. Betrachten Sie nun den Garten Ihres Lebens. Reißen Sie darin das Unkraut der negativen Gedanken, negativen Menschen und negativen Einflüsse aus? Tun Sie sich selbst etwas Gutes, indem Sie viel Zeit in der Natur verbringen, wo Sie alles an Nahrung erhalten, das Gott für Ihr Wachstum bereithält? Bedenken Sie: Eine Pflanze verspürt nicht das Bedürfnis zu fragen, in welche Richtung sie wachsen soll. Eine Pflanze wächst einfach, weil sie den Naturelementen ausgesetzt ist. Sie entwickelt sich dem Fließen der Kräfte entsprechend, denen sie preisgegeben ist.

💎 *Übung* 💎
DAS FLIESSEN
DER NEUN INNEREN JUWELEN

Das Fließen der neun inneren Juwelen verwendet die Zahl neun als Symbol der Vollendung. Man kann etwas dazuaddieren oder die Zahl zu einem Vielfachen ihrer selbst multiplizieren, was ihre Wertigkeit jedoch nicht aufhebt. In ihrem Buch »Das Erbe der Maria Magdalena« zeigt Margaret Starbird die verblüffende Symbolik der Zahl Neun auf, wobei sie diese männliche Zahl mit 666 (6 + 6 + 6 = 18; 1 + 8 = 9) in Verbindung bringt und auch mit der weiblichen Zahl 1080, die addiert ebenfalls 9 ergibt. Zählt man nun 666 + 1080 zusammen, macht das 1746, also wieder 9 in der Quersumme. »Im alten Kanon repräsentierte die Zahl 1746 die Verbindung von Gegensätzen, die Vereinigung von *sol* und *luna*, von Maskulinem und Femininem.« Um in uns das Maskuline und das Feminine zu vereinen, müssen wir alle neun Stadien unseres Seins annehmen, uns mit Hilfe unserer Füße mit der Erde verbinden und unsere spirituelle Reise auf Erden regeln, indem wir unsere Aufmerksamkeit in unsere Knie lenken. Sobald wir alle neun Stadien des Seins in Form dieser neun Juwelen in unserem Körper würdigen, können wir die göttliche Verbindung beider Aspekte begrüßen.

Setzen Sie sich eine Weile hin, wobei Sie innerlich still sind, um Ihre volle Gegenwärtigkeit zu erwecken. Nutzen Sie wieder Ihre Atmung, um sich ins Hier und Jetzt zu bringen. Schütteln Sie Ihren Körper und bewegen Sie ihn nach Bedarf, um sich von jeglichen Spannungen zu befreien, und atmen Sie dann lang und tief aus dem Bauch heraus, bis Sie völlig entspannt sind. Was auch immer in Ihrer Umgebung Sie ablenkt, lassen Sie es los. Nehmen Sie sich die Zeit für eine umfassende energetische Reinigung. Auf diese Weise können Sie gegenwärtig sein, um mit dem Fließen der neun inneren Juwelen gesegnet zu werden. Sind Sie so weit, visualisieren Sie sich als eins mit den Elementen. Wie ein Blitzableiter den Blitz in die Erde einschlagen lässt, so lenken Sie die universelle Lebensenergie um und über sich in die Krone Ihres Kopfes und durch Ihren Körper hinab. Während diese Energie alle inneren Juwelen berührt, durch Ihre Füße aus- und in die Erde eintritt, beginnen Sie mit Ihrer Übung:

Juwel eins: Bringen Sie die Lebensenergie aus der Erde wieder in Ihre Füße, so dass Sie das Wesen der Erde in Ihren Körper lenken. Visualisieren Sie dabei die herrliche *blaugrüne Farbe von Jade* und sagen Sie laut zu sich: »*Ichbin Frieden.*« Fühlen Sie in Ihrem Körper, wie Sie mit allen Elementen eins werden, wobei Sie eine Minute lang immer wieder vor sich hin sprechen: »*Ichbin Frieden.*«

Juwel zwei: Lenken Sie Ihre Aufmerksamkeit nun sanft in die Mitte Ihres Herzens. Bewegen Sie die Energie durch Ihren gesamten Körper hinauf bis in Ihr Herz. Bringen Sie diese friedliche Energie in den Brustkorb und verschmelzen Sie sie mit Ihrem Mitgefühl, indem Sie so lange laut oder auch nur im Stillen zu sich sagen: »*Ichbin Mitgefühl, ichbin Mitgefühl, ichbin Mitgefühl*«, bis Sie spüren, wie Ihr Herz lebendig wird und Mitgefühl für alles und jeden empfindet. Verschmelzen Sie die *indigoblaue Farbe des Saphirs* in der Mitte Ihres Herzens mit dem *Blaugrün* der Erde zu einer Einheit in Ihrem Herzen.

Juwel drei: Bringen Sie sich gerade so weit ins Hier und Jetzt zurück, dass Sie Ihre Aufmerksamkeit auf Ihre Knie lenken können. Schaffen Sie eine Brücke zwischen dem Himmel oben und der Erde unter Ihren Füßen, indem Sie sich bewusst machen, dass Sie Geist in einem physischen Körper sind, und erkennen Sie Ihr Einssein mit dem Geist, indem Sie sagen: »*Ich bin Geist.*« Öffnen Sie mit der *Farbe des Regenbogenopals* die Rückseite Ihrer Knie und empfinden Sie sich als ein geistiges Wesen. Visualisieren Sie, wie sich die Energie in Kreisbewegungen fortbewegt, und öffnen Sie das Tor zum Geist. Sagen Sie sich weiterhin eine Minute lang immer wieder im Stillen oder laut: »*Ich bin Geist.*«

Juwel vier: Bleiben Sie im Hier und Jetzt, um Ihre Aufmerksamkeit nun auf das Becken zu richten, wobei Sie Ihren Familienstammbaum würdigen. Visualisieren Sie, wie sich die *rote Farbe des Granats* spiralförmig in diesen Körperbereich bewegt, und empfangen Sie diese Bewusstheit innerhalb Ihres physischen Körpers als Wohlstand. Betrachten Sie alle Bereiche Ihres Erbes, und erwecken Sie sie am Ende Ihrer Wirbelsäule zum Leben, indem Sie im Stillen oder auch laut mehrere Male wiederholen: »*Ich bin Wohlstand.*«

Juwel fünf: Lenken Sie Ihre Aufmerksamkeit jetzt in den Bauch und fühlen Sie die Leidenschaft, während Sie die Hüften kreisen oder das Becken nach vorn und hinten bewegen. Stellen Sie sich eine Bauchtänzerin vor, die ihre Hüften kreisen lässt, und vollführen Sie selbst eine ähnliche Bewegung, wenn Sie Ihre Leidenschaft wecken und dazu die *orangerote Farbe des Karneols* zu Ihrer Unterstützung verwenden. Lassen Sie Ihre Leidenschaft lebendig werden, fühlen Sie sie, denn das sind Sie. Sagen Sie laut: »*Ich bin Leidenschaft*«, wobei Sie mehrmals tief durchatmen.

Juwel sechs: Lenken Sie Ihre Aufmerksamkeit im Körper weiter nach oben in den Solarplexus hinein, spüren Sie die herrlichen Sonnenstrahlen, wenn die *goldene Farbe des Zitrins* in Ihren Körper dringt. Sie öffnen sich nun für eine Veränderung, befreien sich von Ablenkungen. Erkennen Sie Ihren Mut und Ihre innere Stärke, indem Sie entschlossen zu sich sagen: »*Ichbin Mut.*« Wiederholen Sie mehrmals mit ehrlicher Überzeugung: »*Ichbin Mut, ichbin Mut, ichbin Mut.*«

Juwel sieben: Bringen Sie den Mut vom Solarplexus durch das Herz hinauf in den Halsbereich, was Ihnen die Freiheit gibt, zu sprechen, zu singen und Ihrer Wahrheit Ausdruck zu verleihen. Öffnen Sie mit dieser Energie Ihre kreative Ausdrucksfähigkeit. Fühlen Sie, wie die *blaue Farbe des Aquamarins* sich um Ihren Hals bewegt. Lassen Sie jegliche Blockaden los, indem Sie laut singen: »*Ichbin Freiheit, ichbin Freiheit, ichbin Freiheit.*« Lassen Sie sich völlig gehen, als würde niemand zuschauen oder zuhören. Seien Sie einfach frei. Singen Sie Ihr Lied und befreien Sie sich. Nur zu: Es ist Ihr Leben.

Juwel acht: Richten Sie Ihre Aufmerksamkeit nun langsam auf Ihr drittes Auge und öffnen Sie Ihre innere Weisheit mit dem *grünlich schillernden Labradorit*. Er gibt Ihnen die Fähigkeit, die Wahrheit in allem zu erkennen. Sagen Sie laut oder im Stillen immer wieder: »*Ichbin Weisheit, ichbin Weisheit, ichbin Weisheit.*« Fühlen Sie, welche Tiefe Ihr Wissen hat. Hören Sie auf die göttliche Synchronizität. Gehen Sie tief in Ihre Seele hinein, um das Ausmaß Ihres Wesens zu entdecken. Gestatten Sie sich, das größere Mysterium von allem Existierenden mit Ihrer Seele in Einklang zu bringen, indem Sie im Zustand des unendlichen Wissens sind. Sitzen Sie aufrecht in dieser Position der unendlichen Möglichkeiten.

Juwel neun: Richten Sie Ihre Aufmerksamkeit nun auf den Scheitelpunkt Ihres Kopfes, auf das Kronenchakra. Lenken Sie alle Energie durch die Juwelen in Ihre Krone und gestatten Sie der Energie, von oben wieder nach unten zu fließen und auf diese Weise Ihren Scheitelpunkt zu öffnen. Fühlen Sie, wie das *Schimmern des facettenreichen Diamants* Sie Ihrem Gottesselbst öffnet. Stimmen Sie einen hohen Ton an, um sich absolut lebendig mit allem Seienden eins werden zu lassen, und singen oder sagen sie laut oder auch im Stillen: »*Ichbin Gott, ichbin Gott, ichbin Gott*«, so lange, bis Sie sich tief im Zellgedächtnis Ihres Körpers mit diesem Wissen wohl fühlen. Spüren Sie dieses Wissen. Seien Sie es. Leben Sie es. Denn das sind Sie – und noch viel mehr. Es ist Ihr göttliches Geburtsrecht, sich in Ihrer Göttlichkeit zu erkennen. Bewegen Sie nun Ihre Energie durch den Körper hinunter ins Herz, und senden Sie sie anschließend durch Ihre Hände als Erweiterung Ihres Gottesselbst in alles hinein, was Sie sind und tun.

Sitzen Sie einfach nur ruhig da. Realisieren Sie Ihre Gottesnatur. Seien Sie sich im Klaren, dass alles, was Sie tun, ein Akt Gottes ist. Wenn Sie Ihren Arm ausstrecken, um jemanden zu berühren, wird Ihnen bewusst, dass Gott Gott berührt. Jedes Wort, das Sie äußern, ist die Stimme Gottes. Schauen Sie jemandem in die Augen, sehen Sie das Antlitz Gottes. Mit diesem Verständnis werden Sie sich völlig bewusst, wer Sie sind und welchen Beitrag Sie in der Welt leisten.

Üben Sie das Fließen der neun inneren Juwelen regelmäßig als Bestandteil Ihrer täglichen spirituellen Praxis. Wählen Sie anschließend eine der Meditationen aus den neun inneren Juwelen, um sich darin jeden Tag zu üben. Suchen Sie sich jeden Morgen eine andere Meditation aus, um Ihre Verbindung zu Gott zu vertiefen. Die Meditation, die für Sie am jeweiligen Tag das höchste Energiepotenzial aufweist, machen Sie dann. Seien

Sie im Zustand der Aufmerksamkeit; auf diese Weise können Sie alles, was im Lauf des Tages auf Sie zukommt, als Ihre Meditationspraxis betrachten. Nehmen Sie sich täglich Zeit, um das Fließen der Juwelen zu praktizieren, dann werden Sie feststellen, dass Ihr Dasein in den verschiedenen Lebensbereichen einfacher wird. Und bedenken Sie stets: Das Leben ist eine Reise – viel Spaß dabei.

Schicksal

Gott hat jeden Einzelnen von uns genau so geschaffen, wie wir sind, egal welche Lektion wir auf Erden erteilt bekommen sollen. Wir sind göttliche Wesen. Behauptet jemand, nicht über die Fähigkeit zu verfügen, etwas mit seinem Leben anzufangen, bedeutet das, dass dieser Mensch sich über Gott lustig macht. Oft ist es schwierig, die menschlichen Geschicke zu begreifen, und zwar vor allem, wenn jemand mit einer Behinderung geboren wurde. Dann hat es den Anschein, als hätte dieser Mensch seinen gerechten Anteil nicht bekommen. Oder besteht die Möglichkeit, dass dieser Mensch sich genau diese Lektion ausgesucht hat? Vielleicht wollte derjenige in seinem Leben ja ein Opfer bringen, damit andere durch ihn Mitgefühl und menschliches Verständnis erlernen können?
Jeder hat sein persönliches Schicksal, wie aus der folgenden Geschichte einer Frau, die in San Francisco an einem Seminar teilgenommen hatte, gleich ersichtlich wird: Diese Frau ging nach draußen, um frische Luft zu schnappen, und sah an der Ecke einen Bettler stehen. Er bat sie um Geld, und sie sagte: »Ich habe kein Geld, das ich Ihnen geben könnte, aber umarmen kann ich Sie schon. Möchten Sie, dass ich Sie umarme?« Die beiden fingen an zu lachen, als sie einander umarmten, und der Mann erzählte ihr dann eine kurze Geschichte aus seinem

Leben. Er war im Vietnamkrieg gewesen, und seit seiner Rückkehr lebte er auf der Straße, weil es einfacher war, als sich mit den Behörden herumzuschlagen – wegen der Erfahrungen, die er im Krieg gemacht hatte.

Die Frau hörte ihm zu, war von seiner Geschichte gefesselt und ihm herzlich zugetan. Sie fand, dass diese Erfahrungen ein Segen für ihn gewesen seien, dass er sich glücklich schätzen dürfe. Er verströmte Liebe und trug sie zutiefst in seinem Herzen. Der Mann erzählte der Frau, dass es seine Aufgabe sei, als Obdachloser anderen Obdachlosen zu helfen und ihnen zu zeigen, wie man überleben kann – wie er ebenfalls Vietnam überlebt hatte.

Wir wissen nie, welches Schicksal jemand hat. Deshalb sollten wir niemals einen Menschen wegen seines Lebenswegs verurteilen, sondern ihn stets als Bestandteil eines höheren Plans sehen.

Die Seelenreise ist so lang und weit wie die Weltmeere. Niemand weiß, was als Nächstes passiert, selbst wenn wir das manchmal glauben. Wir sind nicht in der Position, um uns ins Morgen zu stürzen, aber wir wollen sicher auch nicht in unserem Gestern gefangen bleiben. Es gilt daher zu lernen, sich in seiner Gegenwärtigkeit wohl zu fühlen und unseren mächtigen Einfluss auf das Hier und Jetzt zu realisieren. Unser Schicksal ist uns vorbestimmt. Wir haben auf diesem Weg Wahlmöglichkeiten, wobei jede entweder ein Aspekt Gottes oder eine durch Angst bedingte Täuschung ist. Angst legt nahe, dass etwas nicht stimmt, Liebe sagt uns, dass etwas perfekt ist. Sobald uns bewusst ist, dass das die einzige Wahl ist, die wir unterwegs treffen müssen, wird unser Leben viel einfacher, denn alles fällt in eine der beiden Kategorien: Liebe oder das Fehlen von Liebe, wo dann die besagte Angst zu Hause ist. Wir folgen unserem Schicksal, ob wir wollen oder nicht. Es bleibt zu entscheiden, wie wir dorthin gelangen. Wollen wir einen langen, dunklen Leidensweg gehen oder einfach die hell erleuchtete Straße nehmen? Es gilt, in unserem Alltag die Macht Gottes zum Leben zu erwecken und die Welt durch inneren Frieden und Liebe zu verändern.

Das Leben ist die beständige Weiterentwicklung unserer Seelenreise, und zwar als bewusste Einzelwesen wie auch kollektiv als Massenbewusstsein. Es ist ein Kreis ohne Beginn und Ende. Das Leben ist unendlich, auf jeden Tod folgt eine Geburt – und so besteht der Kreislauf des Lebens fort. Der Tod bedeutet nicht das Ende, sondern den Beginn einer neuen Zeit, einen Neuanfang und eine Veränderung in unserer Entwicklung. Unendlichkeit besteht immerfort. Es gilt, auf dieser Erde einen Bewusstseins- und den notwendigen Wertewandel zu vollziehen, der uns dann unsere nährende weibliche Natur als Lebensstil eröffnet, indem sich das Wesen unserer Beziehungen, zu unseren Kindern, zu unseren Mitmenschen, zur Erde und uns selbst verändert.

Wenn wir uns auf unser Schicksal zubewegen, können wir unseren Weg in Harmonie mit der Umwelt gehen oder uns von Gier und Machtbestrebungen verleiten lassen. Wir können im göttlichen Fluss sein und begnadet und entspannt im natürlichen Rhythmus des Universums unser Werk tun oder in einer Position verharren, die mit Dualität und Trennung einhergeht. Wir wollen uns gemeinsam mit vereinten Kräften für ein höheres Wohl einsetzen. In Einigkeit und Einssein besteht keine Notwendigkeit für Kriege, materiellen Gewinn oder Wettbewerb. Es ist uns dann klar, dass wir alle aus der göttlichen Quelle kommen – und wir können davon absehen, Urteile zu fällen, denn es gibt gar nichts mehr zu beurteilen.

Denken Sie an den Liedtext von John Lennon: »Imagine all the people living life as one« – stellen Sie sich vor, dass alle Menschen in Eintracht leben. Oder an sein Motto: »Love is all there is« – es gibt nichts außer Liebe. Wozu sind wir wirklich hier auf Erden? Zu welchem Verständnis gelangen wir, wenn wir tief in unserer Seele suchen? Sind es Macht und Geld – oder innerer Frieden und Liebe?

KAPITEL 10

Reise ins Paradies

H*ier kommt nun eine kurze Geschichte, die meine persönliche Einweihung und meine Hochzeit zum Inhalt hat. Ich erzähle Ihnen darin von meiner Erfahrung, wie ich den Paradigmenwechsel vollzogen habe, den wir derzeit alle durchmachen, aber es geht auch um unsere Hochzeit, die etwas Geheimnisvolles in sich barg und wunderschön war, sowie um die Reisen auf Big Island, der großen Hawaii-Insel. Ich hoffe sehr, dass diese Geschichte auch Sie inspiriert und Ihnen Einsichten vermittelt, wie Sie selbst zu einem einfacheren Seinsmodus finden können, in dem Frieden und Harmonie in einem allgemeinen Wohlgefühl Widerhall finden.*

Im März 2001 wurde ich gebeten, nach Hawaii zu fahren, um dort ein Projekt zu besprechen. Meine beiden Partnerinnen, Barbara und Amy, und ich hatten wegen des Projekts viel Zeit miteinander verbracht – es lag uns sehr am Herzen und war für uns gleichzeitig auch eine Reise zum eigenen Ich. »Die sieben Steine« reflektierten in gewisser Weise unser Engagement in Sachen Liebe, Ganzheit und Wahrheit. Wir hatten dann schließlich im März einen Termin festgelegt, um unsere Selbstfindungsreise vorzustellen, doch dann hatte eine gute Freundin von mir das Gefühl, dass es für mich wichtig sei, unsere Arbeit auf Hawaii vorab zu präsentieren.
Irgendwie wusste ich, dass diese Reise meinem Leben eine neue

Richtung geben würde, wenngleich ich keine Vorstellung hatte, in welcher Hinsicht. Ich fuhr also trotz der Einwände nach Hawaii, doch lieber die Buchpräsentation von »Die sieben Steine« abzuwarten, denn ich hatte das Gefühl, es wäre besser, erfrischt und mit neuer Energie zu der Präsentation zu kommen – mit einem Stück Hawaii im Gepäck. Kaum dort eingetroffen, wurde ich auch schon einem spirituellen Heiler vorgestellt. Er hieß Joseph; man hatte ihn mir gegenüber bereits mehrmals erwähnt.

Der Heiler wohnte in einem wunderschönen Haus am Meer auf Oahu an der Bucht von Kaneohe. Eines Abends hatte Joseph ein paar Leute zum Essen eingeladen, wir erzählten Geschichten, lachten und fingen mit unserer Arbeit als Heiler an. Als ich auf dem Massagetisch lag, bat ich Gott, mir zu helfen, mich allem zu öffnen, um in meinem Leben weiterzukommen. Nach einer Weile empfand ich links in der Leiste einen Schmerz. Ich stieß einen Schrei aus, mein Körper bäumte sich auf, und ich spürte, wie mir Energie in die Füße schoss, wie sie den Körper hinaufpulsierte und mir am Hinterkopf gleichsam einen Schlag versetzte. Zu diesem Zeitpunkt stand Joseph neben mir auf Augenhöhe und die beiden anderen links und rechts von mir. Er faltete mir über meinem Kopf die Hände und hielt sie dort einen Moment lang fest. Ich schluchzte wegen des Schmerzes und der Befreiung, die das, was da gerade mit mir geschehen war, für mich bedeutete. Nach einer Weile versiegten meine Tränen, und ich fing an zu lachen. Ich ging in eine tiefe Lösgelöstheit hinein, so dass mein ganzer Körper von einer Energie erfüllt wurde, als wäre ich an einer Steckdose angeschlossen. Ich konnte spüren, wie mir Energiewellen durch den Körper pulsierten. So einen Zustand von Ekstase und Glückseligkeit hatte ich noch nie zuvor erlebt. Ich lag also total glückselig auf diesem Tisch, ohne jegliche Sorgen. Alles war herrlich, die Farben waren sehr lebendig, das Gelächter dauerte noch eine Weile an, hatte etwas Ansteckendes und erfüllte den Raum.

Etwas passierte an diesem Abend damals mit mir. Zeit hatte in meinem Zustand der völligen Weite keine Bedeutung. Ich vermochte, hinter die Schleier der Täuschung zu blicken, und hatte das Gefühl, Zugang zu den Schriften der Alten zu haben, die sämtliche Weisheit enthielten. Mein ganzer Körper fühlte sich wegen dieser unglaublichen Freude so lebendig wie nie zuvor an. Es gab keine Trennung zwischen mir und meiner Umwelt. Es war, als wäre alles im Universum Existierende miteinander verwoben. Ich konnte die Gedanken meiner Freunde hören; die Kommunikation lief in diesem Augenblick auf nonverbaler Ebene ab. Es herrschte nichts als Eintracht mit allem und jedem. Ich konnte das fühlen: zwischen den einzelnen Menschen, den Farben, die mich umgaben, im Zimmer und im Essen. Ich konnte das *Einssein* empfinden, das ich zuvor schon kennengelernt hatte, allerdings nur in flüchtigen Augenblicken. Dieses Mal war es ein Kontinuum, das neun Tage andauern sollte. Alles war ein Wunder, erfüllt von Synchronizität, großer Freude, innerem Frieden und Liebe im Überfluss.

Joseph lud mich ein, bei ihm in dem Haus zu bleiben, wo er für die nächsten neun Tagen ebenfalls wohnen würde. Ein Teil von mir wollte Neuland erkunden, aber dennoch empfand ich aufgrund meines Verantwortungsgefühls die starke Verpflichtung, zu der Buchpräsentation am Wochenende nach Ventura, Kalifornien, zurückkehren. Joseph deutete an, dass dieser großartige Augenblick des Erwachens für mich eine »Öffnung« sei, eine einmalige Gelegenheit, die mein Leben ein für allemal verändern würde. Meine Seele konnte den Ruf hören; mein physischer und mentaler Körper konnten es nicht.

Mein Verantwortungsgefühl behielt die Oberhand, und kurz danach fuhr ich zum Flughafen. Ich habe eigentlich immer Glück und war mir sicher, dass ich auch in der Hochsaison mit meinem Stand-by-Ticket einen Platz in dem Flieger bekommen würde. Gott hatte andere Pläne mit mir. Ich versuchte zwei Tage lang, bei drei Flügen mitzukommen. Jedes Mal, wenn ich zum Ticketschalter ging, traf ich auf den gleichen Mitarbeiter. Ich war überrascht, als er bei meinem zweiten Anlauf meinen Namen wusste, denn schließlich kamen hier jeden Tag Unmengen Passagiere vorbei. »Womit kann ich dienen, Miss Falk?«, fragte er mich also und sah mich lächelnd an. Ich sagte: »Ich gehe mal davon aus, dass ich nicht an der Reihe war. Mir ist klar, dass nicht ich hier das Sagen habe.« Ich ging vor dem Ticket-Schalter auf Hände und Knie hinunter, in Gebetshaltung also, und sagte zu dem Mann: »Ich geb's auf, ich überantworte mich.« Er betrachtete mich mit einem seltsamen Lächeln, als würde nicht er mit mir sprechen, sondern ein direkter Abgesandter Gottes. Mir war so etwas früher schon einmal passiert, wenn jemand etwas zu mir sagte und die Worte gleichsam in meinen Körper eindrangen, wo sie dann den ganzen Tag lang blieben.

Mir fiel immer wieder unsere Buchpräsentation am Wochenende ein und dass ich fast zwei Jahre daran gearbeitet hatte, unsere Meditationsmethode zusammenzustellen. Worum ging es hier eigentlich? Musste ich auf Hawaii bleiben? Sollte Barbara die Sache allein durchziehen? Ich wälzte in meinem Kopf und Verstand immer wieder alles hin und her in dem Versuch zu verstehen, was das alles zu bedeuten hatte.

Ich fuhr dann mit Joseph zurück zum Haus an der Bucht. Er sagte: »Kannst du dich einfach hingeben und dieses Geschenk des Universums empfangen? Mir steht dieses Haus neun Tage lang zur Verfügung. Es kostet dich nichts. Bleib einfach da und hab deine Freude daran, diese Erfahrung zu machen, und fühle, welch ein Segen Hawaii ist. Es ist das Paradies. Das ist eine einmalige Gelegenheit, die das Universum dir geben möchte. Kannst du es zulassen, dass man sich deiner annimmt, und einsehen, dass für alles gesorgt ist?«

Am nächsten Morgen unternahm ich einen weiteren Versuch, in ein Flugzeug zu steigen. Falls mein dritter Versuch auch zum

Scheitern verurteilt war, wollte ich einfach loslassen und es aufgeben. Der gleiche Mitarbeiter stand da und grüßte mich mit seinen dunklen Augen, wobei er sagte: »Was geschehen soll, geschieht.« Ich sah zu ihm auf und fragte mich, wer er wirklich war, jenseits der physischen Person, die da vor mir stand – und da erkannte ich Gott in ihm. Wir würdigten einander mit einem Lächeln, als ich davonging; in diesem Augenblick fühlte ich mich entspannt und setzte einfach Vertrauen in das, was vor mir lag. Ich schaffte es wieder nicht an Bord und stand voller Selbstzweifel da, wobei ich nicht wusste, ob ich lachen oder weinen sollte. Doch das dauerte nur einen Augenblick, dann gewann eine Art Glücksgefühl die Oberhand, und ich war in der Lage, mich dem Augenblick hinzugeben, denn ich wusste, dass ich bei Joseph in guten Händen war. Aber was die Zukunft für mich bereithalten mochte, ging mir natürlich weiterhin durch den Kopf.

Als ich in dem Haus an der Kaneohe-Bucht saß, wusste ich irgendwie, dass mein Leben einen anderen Kurs genommen hatte. Ich spürte die Möglichkeit, in einem Zustand höherer Bewusstheit zu leben, ohne Kampf und Dualität. Das Konzept schien zu schön, um wahr zu sein. Ich hatte in den letzten Jahren so hart gearbeitet, hatte viele verschiedene Erfahrungen und auch Geschäftsideen ausprobiert, hatte mir so inbrünstig gewünscht, dass sich mir etwas eröffnen möge, und doch war ich so viele Male gedemütigt und in die Knie gezwungen worden.

Die nächsten paar Tage waren erfüllt von Wundern und Ehrfurcht. Wir fuhren fort mit den Heilungen und erzählten uns auch wieder Geschichten aus unserem Leben. Oft waren Joseph und ich allein. Manchmal waren auch Freunde bei uns, die uns von ihren Erfahrungen hinsichtlich Glückseligkeit und Einssein berichteten. In diesen Tagen bekam ich viele Lektionen erteilt. Ich hatte kein Zeitgefühl. Bewusstsein bedeutete einen beständigen Strom an Erfahrungen, zwischenmenschlichem

Austausch und Emotionen. Mein Körper war voll von Liebe und Lebensfreude. Das Licht in meinem Körper war überwältgend. Manchmal schlief ich nur eine Stunde und stand dann mitten in der Nacht auf, um mich an die Hafenmole zu setzen, ein bisschen zu schreiben oder um einfach bei mir selbst in diesem neuen Zustand der Bewusstheit zu sein – der Bewusstheit, dass ich einen Akt des Einswerdens vollzog.

Joseph und ich saßen oft an der Mole, tauschten uns aus in Sachen Wege der Heilung, eingehüllt in einen Strudel kristallklarer Energie aus dem Universum. Joseph eröffnete und verankerte eine direkte Verbindung zwischen der göttlichen Quelle und meinem Geist, was es meinem Körper ermöglichte, in jeder Zelle des Urgedächtnisses von universeller Weisheit und Licht überflutet zu werden.

In den neun Tagen, die wir miteinander verbrachten, hatten wir viele gemeinsame Erlebnisse, die mir halfen, die Gaben in meinem Innern sich entfalten zu lassen. Jeder Einzelne der neun Tage stand für eine andere Lektion, die ich lernen musste. Ich wusste, dass mein Leben sich für immer verändert hatte – wie auch damals, als ich nach Machu Picchu aufgebrochen war oder als ich im Lauf der Jahre auf andere Weise erweckt worden war. Doch diese Erweckung war anders, der Zeitpunkt stimmte, und das wusste ich auch. Mir war, als ob ich eine Initiation erfahren und nun eine andere Perspektive gewonnen hätte, in der Zeit und Raum eine Einheit bilden mit jedem Ereignis, jeder Seinsweise, Person und Situation, die auf mich zugekommen waren. Dies war ein Zustand göttlicher Inspiration, in der Ebbe und Flut alles einen und dieses Einssein ohne Dualität besteht, wodurch das Geistige in unsere physische und materielle Welt ohne Trennung eingebracht wird. Ich war aus diesem Karussell ausgestiegen, aus der dreidimensionalen Realität, in der wir weiterhin um unsere Ganzheit kämpfen, gefangen im Bewusstsein unserer Dualität. Ich war in einem Zustand des Einsseins, wodurch ich die vierdimensionale Realität sehen und empfinden konnte, in der wir geeint im Einklang mit allem Seienden zu leben vermögen. Ich wusste, dass für mich gesorgt war, dass ich mir keine Sorgen um mein Leben machen musste. Alles geschah genau so, wie es sollte. Dazu war es nur erforderlich, von jeglicher Kontrolle abzulassen, daran auch zu glauben und sich das Vorhandensein eines übergeordneten Plans bewusst zu machen.

In dieser Zeit entflammte zwischen Joseph und mir eine tiefere Liebe. Er war ganz anders als alle Menschen, die ich bislang kennengelernt hatte. Im Lauf dieser Woche erkannte ich die Schönheit seiner Seele und wusste, dass ich als seine Partnerin bei ihm bleiben wollte. Es war, als hätten wir eine Mission zu erfüllen, als hätten wir schon lange aufeinander gewartet. Ich fuhr dann nur kurz nach Kalifornien, um mein Hab und Gut zu verkaufen. Dann flog ich nach Hawaii, um bei Joseph zu sein. Ich ließ Projekt Projekt sein und meine Vergangenheit auch und ebnete so den Weg für eine Leichtigkeit des Seins, wie ich sie brauchte, um die vielen Gaben von Joseph und den Inseln empfangen zu können.

Zwei Jahre waren mittlerweile vergangen, seit wir ein Paar wurden. In diesem Zeitraum sind wir tiefer in uns selbst geheilt und haben den höheren Sinn und Zweck verstanden, weshalb wir zusammen sind. Im März 2003 hat Joseph mir dann einen Heiratsantrag gemacht. Ich spürte damals, wie mir die Hitze durch den Körper schoss und ich rote Wangen bekam – ein Ausdruck meines inneren Strahlens und Glücks. Ich erinnere mich, dass ich so etwas nur einmal als Teenager erlebt hatte, als ich mich zum ersten Mal verliebt hatte. Ich wusste im tiefsten Inneren, dass dieser Schritt richtig war. Mein Verstand brauchte dann allerdings eine Weile, um meinem Herzen zu folgen. Sobald beide in Einklang waren, beschlossen wir, nach Hawaii zu gehen, um an der im Überfluss vorhandenen Schönheit der Inseln teilzuhaben und sie in unsere Ehe einzubringen. Dies war ein weiterer Schritt, mit mehr Bewusstheit zu mir selbst zu stehen und die Dramen und Wünsche anderer loszulassen.

Gottes Wege sind geheimnisvoll. Wir waren zu siebt, als wir auf Stand-by nach Hawaii flogen. Ich habe nicht groß darüber nachgedacht, bis wir den Flug nach Honolulu verpassten und feststellten, dass sich als zweitbeste Alternative Atlanta, Georgia, anbot. Als Menschenwesen überkamen mich Zweifel, was Gott diesmal im Sinn haben mochte. Ich hatte meine Reise mit Joseph aufgrund eines Stand-by-Tickets begonnen, es war also durchaus angemessen, noch einmal die Erfahrung zu machen, wie es ist, wenn mir bewusst wird, dass nicht ich das Sagen habe, sondern zu unserer Hochzeit eintreffen würde, wann Gott will. Es dauerte ein paar Tage, bis wir ankamen. Wir nahmen deshalb eine Veränderung der Feierlichkeiten vor und verlegten die Zeremonie vom Morgen auf den Abend.

Ich fühlte mich am Tag der Hochzeit ruhig und in Frieden mit mir. Wir setzten uns in die kalten Quellen und ließen die heilende Essenz von Big Island auf unseren Körper wirken. Im warmen Tropenmeer zu schwimmen half uns, die langen Stunden der Reise wegzuspülen. Die Hochzeitsvorbereitungen mussten schnell gehen, so dass uns wenig Zeit für Details blieb, aber es ergab sich dann alles ganz von selbst. Der Ort, wo die Zeremonie stattfand, war göttlich – eine wunderschöne grüne Lichtung unter einem Ohia-Baum, an dem sich Unmengen edle Lehua-Blumen entlangrankten. Es war kurz vor Sonnenuntergang, und die Vögel sangen. Mein ganzes Wesen wurde von Glück erfüllt, als meine Mutter mich zu Joseph geleitete. Ich war mir des Augenblicks absolut bewusst: Nach all den langen Jahren des Wartens war schließlich ein Mann gekommen, der mein Herz gewonnen hatte. Unglaubliche Freude, ja Glückseligkeit strahlten von mir aus. Dieser Augenblick hielt mich absolut in seinem Bann. Ich empfand keine Anspannung, sondern nur das ekstatische Wissen, dass ich zu Hause im Paradies war mit dem Mann, den ich liebte, und den Menschen, die ich von Herzen gern hatte.

Joseph beschreibt seine Erfahrung so:
»Die Gefühle überwältigten mich. Das Fleckchen Erde, auf dem wir getraut wurden, war absolut erfüllt von der pulsierenden Essenz Hawaiis. Seine Schönheit verblüffte mich. Ich sah, wie diese Frau auf mich zukam – absolut strahlend. Und ich hatte die Empfindung, gesegnet zu sein, mit ihr mein restliches Leben zu verbringen. Die Zeremonie drückte die Natur in ihrer Vollendung aus. Die Worte strömten hervor und zeugten von der Schönheit, der Erfüllung und dem Bedürfnis nach Liebe. Mein Ehegelübde bedeutete, dem Menschen in Liebe verpflichtet zu sein, den ich liebe, und hat mich zutiefst in der Seele berührt. Es war, als würden Zeit und Raum stillstehen. Ich hatte das Gefühl, diese Frau wirklich zu lieben, als sich unsere Blicke begegneten. Und ich konnte sehen, wie die Liebe aus ihr strahlte, und da wusste ich, dass ich in meinem Leben einen neuen Höhepunkt erreicht hatte.«

Meine Mutter:
»Ich habe mich bei der Verbindung dieser beiden liebenswerten Menschen eher wie eine Freundin oder ein Gast gefühlt und nicht so sehr wie die Mutter der Braut, die ihre Tochter ihrem künftigen Gatten zuführt. Die Zeremonie war bewegend und hatte etwas Spirituelles in dieser grünen höhlenartigen Lichtung unter den Ohia-Bäumen, die hoch in den Himmel ragten. Ich ging mit Kellyna zu der Graskuppe, wo Joseph über das ganze Gesicht strahlend wartete; er wirkte absolut stolz. Die Zeremonie vermittelte einem das Gefühl, aufgrund der Gegenwart von Mutter Natur wie Gott in Körper, Verstand und Geist zusammenzuwachsen. Kellyna war wunderschön in ihrem wei-

ßen Zipfelsaumkleid, während Joseph ein buntes Hawaii-Hemd anhatte. Beide trugen in Aloha-Tradition Blütenkränze um den Hals. Ich danke Gott, dass ich bei dieser so besonderen und tiefgründigen Feier dabei sein durfte.«

Am Morgen nach der Feier bei Sonnenuntergang erzählte mir meine liebe Freundin Barbara von ihrer Erfahrung:
»Ich war um 3.30 Uhr in der Früh hellwach, obwohl ich in den vergangenen drei Tagen nicht viel geschlafen habe. Ich hatte tief und fest geschlummert, bis ich dann einen Traum hatte. ›Die Zeremonie ist nicht vollständig. Wir müssen noch einmal zu der Lichtung gehen, wo die Trauung stattgefunden hat.‹ Ich stand auf, um die Information aufzuschreiben, die ich da soeben empfangen hatte. Sie war absolut eindeutig. ›Wir sieben müssen eine Verpflichtung eingehen, nämlich Kellyna und Joseph stets im Licht zu halten, ihr Licht und ihre Liebe zu mehren, und ihnen – wenn angemessen – zu helfen, unsichtbar zu werden, falls nötig.‹ Ich habe in meinem Traum Will, Alyse, Mike, Shannon, Brianna, Jo Hannah und mich selbst gesehen, wie wir im Kreis um Kellyna und Joseph herumstanden. Ich habe gesehen, wie Energie aus dem Kreis austrat. Da habe ich verstanden, dass es wichtig ist, mich zuerst selbst zu verpflichten, im Zustand des Lichts zu sein. Als wir sieben dann im Kreis um Kellyna und Joseph standen, sollten wir: Energie in sie schicken und unsere Liebe mit ihnen teilen; sie im Licht halten; sehen, wie das Licht von oben in sie dringt, wieder austritt und zu uns in die Welt kommt, wodurch ihr Licht noch stärker wird; uns verpflichten, Kellyna und Joseph bei Bedarf zu schützen, indem wir ein Schutzschild um sie errichten und ihnen in unserem Herzen wie auch in unserem Zuhause stets einen Hort der Sicherheit bieten.«

Barbaras heiliges Ritual berührte mich zutiefst. Alle Anwesenden beteten für Joseph und mich sowie füreinander. Diese

gemeinsam verbrachte Zeit schuf eine Bindung, die der Anfang einer spirituellen Gemeinschaft war. Meine Mutter begann mit einem Gebet um Geist und Licht, welche die Dunkelheit erhellen; Barbaras Gebet hatte Verletzlichkeit und Stärke zum Inhalt; Shannon betete für Frieden; Alyse betete für Trost und Nährendes; Will bat um Schutz; Mike betete um Wissen; und Joseph brachte seine Liebe zum Ausdruck. Wir sahen einander in die Augen, als eine Energiewelle von der Erde aufstieg und eine andere von oben in die Mitte unseres Kreises kam, wo Joseph und ich standen. Ich konnte spüren, wie diese Energie in kraftvollen Wellen purer Lebenskraft durch meinen Körper strömte, während Joseph mich festhielt. Alle fühlten, wie sich etwas öffnete, als der ganze Bereich von göttlicher Liebe erleuchtet wurde. Ich fand mich in einem anderen Bewusstseinszustand wieder und stellte mich in den Dienst Gottes ohne die Notwendigkeit, an den Grenzen des Selbst festzuhalten. Dieser heilige Moment war ein wahres Geschenk Gottes und weihte das Eheversprechen, das wir einander gegeben hatten.
Wir haben in diesem geheiligten Land viele göttliche Augenblicke miteinander erlebt; so erforschten wir unser eigenes Dunkel, als wir die uterusartigen Höhlen in der Nähe des Vulkans besuchten.

Meine Schwester Shannon beschreibt ihre Erfahrung so:
»Ich hatte gemischte Gefühle, als ich in diese Lavagänge hineingelaufen bin. Ich war schon einmal dort gewesen, und ich war nicht gerade erpicht darauf, diese dunklen Höhlen zu betreten. Nach Barbaras herrlicher Zeremonie im Vogelschutzgebiet wurde ich von einem tiefen Gefühl inneren Friedens berührt. Unterwegs zu den Lavagängen wurde mir plötzlich vom Magen her übel, weil so viele Gefühle hochkamen. Traurigkeit und Frustration überkamen mich, als meine Mom beschloss, nicht mitzukommen. Barbara tröstete mich, indem sie mir versicherte,

dass ich mich um niemanden kümmern müsse außer um mich selbst. Mir fiel auf, dass mein Atem schneller ging und mein Herz wie wild schlug, ich wollte also wahrhaftig nicht in diese Dunkelheit hinein. Joseph war wirklich nett; er kam er zu mir herüber und schlug mir vor, mich fest in die Arme zu nehmen, während ich tief durchatmen sollte. Als wir dann die dunkle Höhle betraten, hielt er mich an der Hand. Er schlug mir vor, einfach loszulassen und mir klarzumachen, dass ›weiter nichts sei‹, als wir zum hinteren Teil der Höhle marschierten.
Es war ein großer Schritt in meinem Leben, mich ausschließlich auf mich selbst zu konzentrieren. Ich bin immer jemand gewesen, der gern plant, nach vorne schaut und sich Sorgen macht im Stil von: Was wäre, wenn? Mein Entschluss, mit meiner Schwester, die bloß ein Stand-by-Ticket hatte, nach Hawaii zu fliegen, war – gelinde gesagt – eine Herausforderung. Ich musste loslassen und mir bewusst machen, dass ich eben mit meiner Mutter ein paar Tage auf dieser herrlichen Insel verbringen würde, falls meine Schwester es bis zu ihrem Hochzeitstag nicht nach Hawaii schaffen sollte. Die Inseln sind so von Frieden und Schönheit erfüllt, dass ich immer mit einem Gefühl tiefer Erneuerung von dort wegfahre. Ich kam zu dem Schluss, dass es wegen dieser Schönheit respektlos war, sich in den täglichen Dramen des Lebens zu verstricken und sich somit vom Hier und Jetzt abzulenken. Ich werde für die Veränderungen, die mir an meiner Tochter Brianna auffallen, stets dankbar sein. Sie war äußerlich schon immer schön, doch nun zeigt sie auch ihre innere Schönheit. Ich bin stolz und sehe mit tiefer Liebe und Erstaunen, wie sie jeden Tag mehr erblüht. Sie war mir eine unglaubliche Lehrmeisterin, die mein Herz mit Dankbarkeit erfüllt hat. Auch Kellyna und Joseph schätze ich überaus wegen der herrlichen spirituellen Erfahrung, die mir durch ihre Hochzeitszeremonie und die Reise nach Hawaii ermöglicht wurde. Vielen Dank noch einmal, ich liebe euch beide sehr.«

Das seidene, schillernde Wasser der Kealakekua-Bucht berührte alle zutiefst, wenn sie mit den Delphinen in Austausch traten, die sanfte Leichtigkeit des Seins spürten, diese innere Ruhe, die unsere Gruppe als absoluten Frieden und Glückseligkeit beschrieb. Unser Aufenthalt im Haus eines Freundes der Familie mit Blick aufs Meer vermittelte uns das Gefühl, zärtlich umhegt und verwöhnt zu werden. Die vielen Tagesausflüge zu den Höhlen und Stränden von Kona gestatteten es uns, in Verbindung mit unserer tiefgehenden Heilarbeit, unsere Vergangenheit von allem zu reinigen und zu säubern, was uns nicht länger dienlich war.

Mike fasste seine Erfahrung in folgende Worte:
»Ich liege gerade am Strand. Mir dröhnt der Schädel, und der Schmerz breitet sich in meinem Nacken aus. Nachdem ich auf Big Island von einem kahlen Strand mit Lavagestein zum nächsten gefahren bin, von einem Ort zum andern, sage ich mir nun also, dass es Zeit zum Loszulassen ist und einzusehen, dass die Menschen, die mir auf dieser Reise nahestehen – Kellyna, Joseph, Brianna, Mom, Alyse und Will –, für mich da sind und ich immer auf ihre Hilfe zählen kann. Am Strand, auf dem Rücken im weichen Sand liegend, hat mir Kellyna mit meinen Selbstzweifeln geholfen, meiner Angst, meinem Schmerz und meiner Verwirrung. Sie hat mich gefragt, ob ich bereit sei loszulassen, und das war ich. Ich wollte, dass meine Kopfschmerzen weggehen, aber es war mehr als bloß Kopfweh. Es ist immer mehr, als es den Anschein hat.
Das habe ich gelernt, als ich am Strand war. Kellyna ließ Energie durch mich hindurchströmen. Ich spürte es in meinem Kopf, in meinen Händen und in meinen Füßen, als mein ganzer Körper in Fluss war. Zuerst war ich stur und wollte es nicht recht wahrhaben, aber nachdem sie mich aufgefordert hatte, mir vorzustellen, wie die Energie durch mich strömt, visualisierte ich

mich als menschlichen Fluss. Ich stellte mir Wasser vor, dann Licht, das in meinen Kopf dringt und durch meine Füße in die Erde austritt. Ein paar Augenblicke waren schmerzhaft, doch dann vernahm ich über mir, vor meinen geschlossenen Augen, ein Flüstern, wodurch dann eine stetige Besserung eintrat: ›Geh zu den Delphinen.‹
Der sandige Meeresgrund liegt an die sieben Meter unter mir, und der weite blaue Ozean erstreckt sich in alle anderen Richtungen. Meine Tauchermaske ist klar, und ich treibe dahin und fühle mich sehr entspannt. Ich höre, wie sich am Strand sanft die Wellen brechen. Ich tauche zum Meeresgrund hinunter, bis ich auf halber Höhe nicht mehr weiterkomme. Dann werden meine Ohren von Lärm erfüllt, und ich wende mich in jede Richtung. Ich halte inne und sehe, wie ein Schwarm Delphine auf mich zuschwimmt. Der Erste kommt so nah an mir vorbei, dass ich fast spüren kann, wie sein Kielwasser gegen mich schlägt. Sie schauen mich an und ich sie – und es dröhnen mir die Ohren wegen ihrer Rufe. Als ich wieder an die Wasseroberfläche schwimme, um Luft zu holen, sehe ich Will, Mom und Alyse über mir. Sie waren die ganze Zeit dabei gewesen und hatten diesen Moment mit mir geteilt. Wir alle sehen zu, wie die Delphine davonschwimmen, dann wieder zu uns zurückkommen, mehrere Male hin und her schwimmen, bis sie dann schließlich im kühlen Blau entschwinden.«

Alyse erzählte mir von ihren Erfahrungen, die sie bei ihrer Heilung gemacht hatte:
»Hawaii ist einfach herrlich. Ich bin so froh, dass ich bei der Hochzeit von Kellyna und Joseph mit dabei war. Die Zeit, die ich mit ihnen verbracht habe, hat mein Leben sehr erhellt, denn ich erkannte, wer ich wirklich bin und worum es im Leben wahrhaftig geht. Ich bin so dankbar, dass sie mit zu meinem Leben gehören. Nie werde ich je vergessen, wie mich Joseph am Strand

behandelt hat. Nach diesem Tag fand ich zu mir selbst und war in der Lage, mich in meiner eigenen Haut sicher zu fühlen. Ich hatte schließlich die Mauern eingerissen zwischen der Person, die ich sein wollte, und der, die ich wirklich bin.«

Die Reise nach South Point, die Joseph und ich als frisch vermähltes Paar unternahmen, glich eher einer Pilgerfahrt, die zu unternehmen uns die göttliche Quelle nahegelegt hatte. Die unglaublichen Farben und schroffen Felsformationen vermittelten uns das Gefühl, in einer anderen Zeit und in einer anderen Welt zu sein. Wir konnten über das Körperliche hinausblicken und spürten die vierdimensionale Energie, die dieser Ort verströmte. Alles fühlte sich anders an, als ob sich ein Tor zu einer anderen Realität auftun würde. Dieses Gefühl bestätigte mein inneres Wissen, dass es mehr als nur diese dreidimensionale Welt gibt, in der wir leben. South Point birgt ein Gefühl tiefen Friedens; trotz des starken Windes, der hier ständig weht, hat der Ort etwas Sanftes an sich.

Bevor unsere Gruppenreise sich dem Ende näherte, erzählt mir Will noch seine Geschichte:
»Ich war mir sicher, dass ich bei dieser Reise wirklich hatte dabei sein sollen. Ich hatte das Gefühl, dass es richtig war, Kellyna und Joseph besser kennenzulernen und an ihrer Hochzeitsfeier teilzunehmen. Sie sind beide wunderbare Lehrmeister, die mir zu geben vermochten, was ich an diesem Punkt in meinem Leben am nötigsten brauchte. Als College-Student im dritten Jahr habe ich viele Fragen über das Leben und wozu wir eigentlich hier auf Erden sind.
Es berührte mich, mit meinem Bruder, meiner Schwester und meiner Mom, mit Kellynas Nichte, Schwester und Mutter zusammenzukommen und mich mit ihnen über die vielen gemeinsamen Erfahrungen, die wir auf Big Island gemacht hatten,

auszutauschen. Ich werde diese Reise nie vergessen, eine Reise voller lieber Erinnerungen und mit einem größeren Verständnis für die Möglichkeiten, die vor uns liegen.
Heute vergessen viele Menschen die Magie der unbegrenzten Möglichkeiten. Sie stehen sich wegen ihrer Zweifel selbst im Weg. Wenn ich von – den vielen – Menschen mit Selbstzweifeln umgeben bin, fällt mir immer auf, dass man schnell in ihre negativen Schwingungen, ihr negatives Denken und die gleichen Beschränkungen gerät. Ich habe immer gewusst, dass ich diese Magie habe, wie wir schließlich alle. Ich weiß sie zu nutzen und mit ihr zu fließen, wie Joseph und ich es miteinander geteilt haben. Es bleibt die Herausforderung, sich nicht in den Täuschungen des Zweifels zu verstricken. Kellyna, Joseph und meine Mom stärken meine Magie, wenn ich mit ihnen zusammen bin, und zwar physisch und auch sonst. Diese Reise nach Hawaii war eine der wichtigsten Zeiten in meinem Leben, denn sie hat meine Magie gestärkt – es werden noch viele folgen. Ich bin mir sicher, dass das nur der Anfang meines Engagements ist.«

Das Ende unserer gemeinsamen Reise in der Gruppe war gekommen, als fast alle von der Insel abreisten. Es war eine Zeit tiefer Einsichten und starker Bindungen mit dem Vorsatz, füreinander da zu sein und dem anderen so Raum für seine Heilung zu geben. Brianna begleitete uns auf unserer restlichen Hawaii-Reise, als wir noch an die Hamakua-Küste fuhren. Unser Aufenthalt in einem abgelegenen Retreat-Zentrum war wie ein Jungbrunnen für uns, den wir schliefen tief und fest, so dass sich unser Körper, Verstand und Geist erholen konnten. Es war während der Hochzeitszeremonie und in der mit Familie und Freunden gemeinsam verbrachten Zeit so viel passiert, und jeder Einzelne von uns war nun aufgerufen, sich persönlich zu läutern, um seinen Dienst für die Gemeinschaft leisten zu können.
Die Hawaii-Inseln haben etwas an sich, das uns wieder zu den

Grundlagen bringt, warum wir hier auf Erden sind – um im Hier und Jetzt gegenwärtig zu sein und um all die schlichte Schönheit um uns zu genießen, indem wir uns mit den Elementen verbinden und auch untereinander. Jede Region auf Big Island hat ihren individuellen emotionalen Reiz und gibt uns so Gelegenheit, dieses Geschenk als segensreiche Erhöhung unserer Seelenreise zu nutzen. So habe ich im Süden ein tiefes Gefühl von Ruhe und Frieden empfunden, in Kona hingegen ungezähmte Energie. Der Norden hat sich aufgrund der regen Bautätigkeit zwar sehr verändert, kann jedoch noch immer mit sanften Hügeln und Viehweiden aufwarten. Im Nordosten an der Haumakua-Küste bezaubert das Waipio-Tal unser Herz durch seine unmittelbare Schönheit und geheimnisvollen Verlockungen. Die Hafenstadt Hilo fungiert als Verkehrsknotenpunkt gen Osten, aber insgesamt geht es dort doch noch recht beschaulich zu.

Die Löcher im Boden, aus denen der Dampf aufsteigt, und die warmen Teiche reinigten unseren Körper und hoben unsere Stimmung. Wir waren wie trunken aufgrund der machtvollen Energie der göttlichen Quelle, die durch diese Gewässer fließt. Wir hatten unsere Freude an den Elementen im Südosten in Form eines Tages absoluter Entspannung, an dem wir uns mit Gaia verbanden. Unser nächstes Abenteuer führte uns dann auf den Gipfel des Mauna Kea. Seine enorme Größe verblüffte uns, und er verzauberte unsere Seelen. Oben präsentierte sich der Berg in Rotorange und Erdtönen in vielen Schattierungen. Der Himmel war ein einziges leuchtendes Blau, unbeeinträchtigt von jeglicher Umweltverschmutzung durch die Menschen.

Das Wesen des Landes hier ist unbeschreiblich. Man muss die Erfahrung selbst machen, um zu verstehen, wie umfassend die Natur ist. Wir gingen also gemächlich durch die Gegend, um uns an die große Höhe zu gewöhnen. Jeder von uns wurde als Einzelwesen von der Kraft dieses Landes angesprochen. Als wir unser Ziel erreichten, vernahmen wir den Ruf des Wassers, als würde es uns bitten, einfach loszulassen und uns völlig dem Willen und Werk Gottes anzuvertrauen. Wir legten uns auf die Erde, nahmen ihre übernatürliche Kraft – Mana – auf, und leisteten Heilarbeit aneinander. Jeder von uns verfiel in Schweigen, berührt von dem Geist, der an diesem Ort herrschte, und transformiert von seiner stillen Schönheit.

Unser letztes Abenteuer auf Big Island führte uns dann zum Vulkan, wo wir uns den Lavafluss ansehen wollten. Die Sonne ging gerade mit leuchtend rosa Wolken in allen Schattierungen über dem Meer unter. Die Wanderung zu den Lavaströmen war anspruchsvoll, denn die zerklüfteten Lavaformationen behinderten jeden Schritt. Brianna hatte die Vorhut gemacht – ohne Wasser oder Taschenlampe, den beiden wichtigsten Requisiten bei diesem Unternehmen. Ich hatte Gewissensbisse, weil ich sie gebeten hatte, sich beim Aussteigen aus dem Auto zu beeilen, und wünschte mir, dass ich mich durch das Auto hinter uns nicht hätte in Bedrängnis bringen lassen.

Es war interessant zu sehen, wie ich mich um Brianna sorgte, mir aber gleichzeitig unser Gespräch vom Vortag einfiel; es war darum gegangen, dass man sich stets zuerst um sich selbst kümmern sollte, der Rest ergäbe sich von allein. Ich beobachtete, wie ich hin und her schwankte zwischen Momenten, in denen ich gegenwärtig im Hier und Jetzt war, und meiner Sorge um ihr Wohlergehen. Es war auch der schönste Abend, den ich je erlebt hatte. Das Meer, feuerrote Lava und die herrlichen Farben des Abendhimmels, die ich auf dem Rückweg vom Lavafluss sah, beeindruckten mich ebenso tief wie die Milchstraße über uns.

Brianna beschrieb uns ihre Erfahrungen so:
»Mir ist jetzt klar, dass stets für uns gesorgt ist und wie wichtig Kommunikation ist. Kellyna hat immer gesagt, dass die Kom-

munikation der Schlüssel ist, aber ich habe das nie wirklich vollständig verstanden, weil ich ein Freigeist bin und keine Lust habe, ständig jemandem mitzuteilen, was ich tue oder wohin ich gehe. So war es jedenfalls bis heute Nacht am Lavafluss. Es ging mir durch den Kopf, wie schön es wäre, ein bisschen Zeit allein für mich zu haben; deshalb bin ich dann einfach ohne Wasser und ohne Taschenlampe losgezogen. Ich kam am Lavafluss an, als gerade die Sonne unterging. Die Mondsichel stieg im strahlenden Licht der Venus auf. Die Wolken hatten die Gestalt von allen möglichen Tieren – Hunderte von verschiedenen Formen. Rechts sprühte der blaue Ozean seine Gischt auf die Lava, während die Berghänge immer wieder durch das sporadische Aufglühen der roten Lava gleichsam zu brennen schienen. Ich war viel zu sehr damit beschäftigt, mich auf das Ambiente zu konzentrieren, als dass ich mir Sorgen wegen der fehlenden Taschenlampe oder wegen des Wassers gemacht hätte. Es war eine erstaunliche Erfahrung, so nah an der fließenden Lava zu sitzen. Die Hitze war stark, und da saß ich also und wartete, dass Joseph und Kellyna einträfen. Anfangs irritierte es mich, als eine Frau kam und sich neben mich setzte. Ich sagte ihr, ich würde auf meine Freunde mit den Taschenlampen warten. Da war sie so freundlich, mir eine Flasche Wasser anzubieten, und dann ging sie davon und informierte die anderen, wo ich war.

Die Menge, die sich um die Lava herum gebildet hatte, löste sich auf, und ich wurde nervös, weil ich nicht wusste, ob man mich im Dunkeln finden würde. Ich beschloss, das Risiko einzugehen und um Hilfe zu bitten. Das war für mich ein Riesenschritt. Es stellte sich heraus, dass der Mann, an den ich mich wandte, der Parkaufseher war. Er brachte mich dann mit seiner Taschenlampe zurück; unterwegs erzählte ich ihm meine ganze Lebensgeschichte.

In dieser Nacht bekam ich einige wichtige Lektionen erteilt. Die erste war, sich auf einen Ausflug in die Natur immer gut vorzubereiten. Die zweite, dass Kommunikation bei Gruppenunternehmungen von wesentlicher Bedeutung ist. Die dritte war, mich an jemanden zu wenden und diese Person um Hilfe zu bitten, wenn ich welche brauchte. Und schließlich die vierte Lektion: Gott ist immer bei mir und passt auf mich auf. Ich schätze Joseph und Kellyna wirklich sehr, aber ich war nie so glücklich, die beiden zu sehen, wie in dieser Nacht. Und umgekehrt auch, als sie mich sahen und klar war, dass mir nichts zugestoßen war.«

KAPITEL 11

Weitere Juwelen

Wenn wir es lernen, im Mysterium Gottes zu leben, wissen wir nie, welche Segnungen wir unterwegs empfangen. In diesem Buch ist immer wieder die Rede davon, bestimmte Intentionen oder Absichten zu formulieren, um auf diese Weise festzulegen, was man erreichen möchte. Dann gilt es, sie loszulassen und sich nicht an das Ergebnis zu klammern. Wir müssen daran denken, beweglich zu bleiben, denn halten wir an einem bestimmten Ergebnis fest, verpassen wir womöglich die darüber hinausgehende Segnung. Häufig sind diese Segnungen viel größer, als wir sie uns je erbeten hätten.
Mehrere Monate nach der Eröffnung des Lehua Center for Wellbeing saß ich mit mehreren anderen in unserem Heilungs- und Meditationszirkel, der immer am Donnerstagabend stattfand. Es war ein gesegneter Abend mit viel Arbeit in Sachen Loslassen. Nach den Energieklärungen war der Raum von einer herrlichen Atmosphäre erfüllt. Wir beschlossen diese Abende immer mit einem Gebet oder stellten noch jemanden in die Kreismitte, der zu dem Zeitpunkt der besonderen Unterstützung bedurfte. Alle im Kreis waren still; jeder saß friedlich da. Nach ein paar Augenblicken trat meine Nichte Brianna in meine Vision. In meinem Gebet bat ich darum, dass sie ihren höchsten Weg auf einfache, simple Weise finden möge – ohne viel Kummer und Leid. Diese Worte richtete ich als einziges Gebet dieses Abends an den Kreis und sie fanden ihren Weg in die Weite der Nacht.

Am nächsten Abend hatte Brianna einen Autounfall, als sie mit ihren Freunden unterwegs war. Zum Glück wurde niemand verletzt. Meine Schwester Shannon rief mich an. Sie war in Sorge um ihre Tochter, musste zusehen, wie sich das schöne Mädchen mit Drogen und Alkohol selbst zerstörte. Sie wusste, dass sie Brianna loslassen musste, doch die Frage war, was sie tun sollte. Ob sie das Mädchen vielleicht zu mir schicken könnte?

Mein Partner Joseph und ich waren im Juni in Sonoma County angekommen. Wir eröffneten unser Zentrum im Juli und waren total damit beschäftigt, es zum Erfolg zu führen. Es stellte sich uns als enorme Herausforderung dar, in diesem Moment das rebellische Mädchen zu uns zu nehmen, denn schließlich waren wir voll und ganz auf unseren eigenen Weg konzentriert. Brianna war schon mal eine Weile auf Hawaii bei uns gewesen und hatte mit uns an vielen Heilsitzungen teilgenommen, bis sie sich dann entschlossen hatte, zu ihrer Familie und zu ihren Freunden zurückzukehren.

Ich spürte, dass dieses Mädchen viele Fähigkeiten hatte, denn die Verbindung zwischen uns war schon immer tief gewesen. Wäre es um jemand anderen gegangen, hätte ich vermutlich nicht eingewilligt, doch in ihrem Fall beschloss ich, das Risiko auf mich zu nehmen und abzuwarten, was passiert. Meine Schwester zerrte also ihre betrunkene Tochter aus dem Bett – Brianna trug noch ihre Mütze und die Klamotten, die sie in der Nacht zuvor angehabt hatte. Dann setzte meine Schwester das Mädchen ins Flugzeug und rief uns an, um uns zu sagen, dass Brianna unterwegs nach Nordkalifornien sei. Meine Schwester vergoss viele Tränen, als sie mir erzählte, dass ich ihre hübsche rothaarige Tochter womöglich gar nicht wiedererkennen würde, weil sie ihre Haarpracht unter eine Mütze gestopft hatte.

Brianna kam also an. Sie stank nach Alkohol und trug ihre braune Mütze auf dem Kopf. Zu sagen hatte sie kaum etwas. Wir beschlossen, sie erst einmal ein paar Tage ausschlafen zu lassen. Zu lernen, uns aufeinander einzustellen, bedeutete eine Herausforderung für uns alle. Wir nahmen Brianna ins Lehua Center mit und setzten uns im Kreis hin, wobei wir die Parameter festlegten, um den Erfolg unseres Vorhabens zu gewährleisten. Wir teilten einander unsere Gefühle mit und baten um göttlichen Beistand für uns alle. Brianna sah ein, dass es uns nicht möglich war, sie finanziell zu unterstützen, dass wir ihr aber Liebe und jede erdenkliche Hilfe geben wollten, wenn sie sich für ein geordneteres Leben entschied. Wir besprachen unsere Sorgen und nahmen uns die Zeit, unsere Gefühle wie auch unsere Richtlinien in diesen Kreis einzubringen; und schließlich war alles gesagt.

Brianna fand gleich nach dem ersten Vorstellungsgespräch einen Job und begann kurz danach mit der Läuterung ihres Körpers. Es war wichtig, ihr Organsystem zu reinigen, um den Körper zu einem Hort der Gesundheit zu machen, von dem aus sich weiter agieren ließ. Das Fasten mit Säften fiel ihr nicht leicht, aber ihre Bereitschaft und Offenheit gaben ihr die Inspiration, die Sache dann doch durchzuziehen.

In den ersten paar Monaten verwandten wir viel Zeit darauf, uns aneinander zu gewöhnen und uns besser zu verstehen. Jeder von uns hatte dem anderen etwas Segensreiches zu geben. Zu entdecken, worum genau es sich handelte, war Bestandteil unserer Reise.

Brianna erweckt so sehr das Kind in mir; sie erinnert mich daran, meinen Spaß zu haben, das Leben zu feiern und nichts übermäßig ernst zu nehmen. Brianna verfügt über ein tiefes Verständnis, wie man sich im Hier und Jetzt aufhält und die Gaben empfängt, die sich bieten. Sie bietet Joseph eine Betätigungsmöglichkeit für sein großes Herz, indem sie Familiensinn und Zugehörigkeitsgefühl schafft. Brianna bekommt von uns beiden sanfte Anleitung und Unterstützung, damit ihr Geist erblühen kann und sie ihren eigenen Weg findet.

Juwelen müssen geprüft und zum Funkeln gebracht werden, damit sie in Schönheit erstrahlen.

Unsere Prüfung mit Brianna war eines Abends gekommen, als sie beschloss, das Schicksal herauszufordern und ihre Freunde ins Center einzuladen, um dort eine Fete zu feiern. Joseph bemerkte, dass das Fenster offen stand und ein paar Sachen nicht mehr an ihrem Platz waren, aber vor allem, dass die Energie sich anders anfühlte. Mir fiel der Biergestank auf und dass mein Schreibtisch irgendwie klebrig war. Ich wusste nicht, wie ich reagieren sollte, oder was am besten zu tun war. Ich stellte fest, dass ich alle möglichen Gefühle durchlief – und beschloss dann, erst einmal gar nichts zu unternehmen.

Als der richtige Zeitpunkt gekommen schien, bat ich alle im Center, einen Kreis zu bilden. Wir zündeten eine Kerze an und fassten einander im Gebet an den Händen. Ich betete um göttliche Anleitung, damit sich ereignete, was jedem von uns am dienlichsten war. Dann erklärte ich, wie schmerzlich es für mich sei, in einem Raum zu sitzen, der für Heilzwecke gedacht war, und ihn durch die Fete und den Alkohol entwürdigt zu sehen, dass die Botschaft, die wir der Gemeinschaft schickten, mit Gesundheit und Heilung zu tun habe, und dass wir dieses Center eröffnet hätten, damit die Menschen gesunden konnten. Diesen Raum zu missbrauchen stelle eine Missachtung unserer Arbeit dar. Falls so etwas noch einmal passierte, würde ich Brianna bitten müssen, aus unserem Leben zu verschwinden, ganz egal wie sehr ich sie liebte. Mir liefen die Tränen herunter, als ich sie an den Händen hielt, ihr in die Augen sah und in aller Aufrichtigkeit mit ihr redete. Ich sagte ihr auch, dass ich da sei, um sie in ihrem höchsten Wohle zu unterstützen, nicht aber bei ihrer Selbstzerstörung, denn sie sei ein Abbild Gottes wie wir alle.

Nun war sie an der Reihe, Joseph an der Hand zu halten und ihm in die Augen zu sehen. Tränen liefen ihm übers Gesicht, als er ihr sagte, wie sehr er sie liebe. Sie begann zu weinen, als

ihr klar wurde, wie sehr sie die Hände missachtet hatte, die ihr Unterstützung zuteilwerden ließen. Die beiden hielten einander fest und weinten, als ihnen bewusst wurde, wie sehr sie sich liebten. Dieser Moment war viel eindringlicher, als Worte es je beschreiben können. Doch diese tiefgreifende Erfahrung gestattete es den Juwelen, umso leuchtender zu strahlen.
Wir beschlossen unseren Kreis, indem wir Brianna mitteilten, dass wir ihr nicht den Schlüssel nehmen würden, sondern ihr lieber Raum geben wollten, um sich mit ihren Freunden auf positive Weise austauschen zu können. Ich bat sie, ihre Freunde zusammenzutrommeln, sie hereinzubitten und sich zu mir in den Kreis zu setzen. Wir wollten dann gemeinsam entscheiden, was am besten zu tun sei. Wir boten Brianna ein Healing an, und Joseph wie auch ich leisteten Heilarbeit an ihr, wobei wir ihr unsere Liebe aus dem tiefsten Inneren zuteilwerden ließen.
Dann erweiterten wir unseren Kreis mit ihren Freunden. Sie waren nervös, fingen sich aber binnen kürzester Zeit, und wir diskutierten dann, was sich auf tieferer Ebene abgespielt hatte. Ich sagte ihnen, dass sie den Raum, den sie entweiht hatten, sorgfältigst reinigen müssten. Wir beendeten die Heilsitzung dann, und sie hörten Musik, während sie das Zimmer in Ordnung brachten, nachdem ich gegangen war.
Meine Schwester beschloss, uns zur gleichen Zeit einen Besuch abzustatten wie mein Bruder. Wir fuhren also alle zusammen nach San Francisco, um einen Tag in der Stadt zu verbringen und Einkäufe zu erledigen. Dieser Ausflug wuchs sich zu einem Konflikt bei Macy's aus. Es ging um Praktisches oder Materielles und welche Werte man generell begrüßen sollte. Für Brianna war das sehr gefühlsgeladen, denn sie saß zwischen zwei Stühlen: Sie wollte die materielle Schönheit und den Reichtum, mit denen sie aufgewachsen war, aber sie wollte auch Liebe und Unterstützung von jemandem, der ihr einen Weg zu innerer Schönheit zeigte. Welchen Gewissenskonflikt sie in sich austrug,

zeigte sich vortrefflich, als sie im Kaufhaus Macy's mit sich kämpfte, ob sie nun Designerjeans brauchte oder doch nicht. In ihrer Unschuld veranlassten ihre Gefühle uns alle dazu, unser eigenes Wertesystem genauer unter die Lupe zu nehmen.

Wir wissen nie, auf welche Weise uns Gott die von uns gewählten Lektionen erteilt. Sind wir in der Lage, ein offenes Gefäß zu sein, wird uns klar, dass alles, was wir wissen und erfahren wollen, in diesem Augenblick bereits vorhanden ist. Wir können nicht planen, wie sich dieser Moment ereignet – er passiert einfach, und jeder zieht aus dieser Erfahrung dann seine eigene Lehre.

Dann war der Zeitpunkt gekommen und Brianna fuhr nach San Diego, um die Ferien mit ihrer Familie zu verbringen und auch ihre Freunde zu treffen. Sie war verletzlich, aufgeregt und unschlüssig. Mit dem Herzen und dem Verstand wägte sie die verschiedenen Variablen auf ihrem Weg ab: das alte gegen das neue Modell und wo ihr Platz in beiden Umfeldern war. Das Verständnis, wer sie in Relation zu Familie und Freunden ist und welche Rolle sie genau spielen möchte, ist ein integraler Bestandteil dessen, was sie hier auf Erden lernen soll. Doch welches Umfeld muss sie, während sie also heilt und ein tieferes Verständnis für ihre eigene Person erlangt, wählen, damit es ihrem höchsten Wohle auch förderlich ist? Sind die Menschen in ihrem Leben der von ihr geschaffenen Reise dienlich, oder lenken sie sie von ihrem Ziel ab?

Wir schickten Brianna also mit Liebe und vielen Segenswünschen in die Ferien und sagten ihr, dass wir sie im Herzen behalten und ihr aus der Ferne beistehen wollten. Joseph hatte dazu den Ring an ihrem Finger mit Liebe aufgeladen und ihr gesagt, sie solle ihn in die Hand nehmen, wenn sie sich mit irgendeiner Herausforderung konfrontiert sah; er würde sie daran erinnern, dass sie sich im Licht befinde und dass sie sich von Versuchungen nicht verleiten lassen solle.

Brianna bemerkte, wie sehr sie sich durch die unterschiedlichen Werte verändert hatte, die sie in den letzten paar Monaten für sich angenommen hatte. Sie hatte noch immer Probleme mit ihrer Familie, hielt jedoch meist mit Stärke und Aufrichtigkeit an ihrem neuen Weg fest. Als sie nach drei Monaten wieder ihr Auto zur Verfügung hatte, war das eine aufregende Erfahrung für sie. Es wurde zu einem Vehikel, das Altes mit Neuem verband. Sie fuhr von San Diego nach Santa Rosa und legte einen kurzen Zwischenstopp ein, um ihren Vater zu besuchen, den sie seit zehn Jahren nicht mehr gesehen hatte. Sie wusste, dass sie bereit war, ihn zu treffen und Wiedergutmachung zu leisten. Indem sie Vergangenes vergab, gewann sie die Freiheit, in Zukunft eine gesunde Beziehung zu ihm zu erleben. Die beiden überbrückten die Kluft, die durch diese verlorene Zeit entstanden war, und haben nun eine Beziehung, in der sie einander ohne Schmerz oder Groll akzeptieren.

Als das Schuljahr anfing, wollte Brianna in einigen Fächern Unterricht nehmen, die für sie von besonderem Interesse waren. Sie hat nun ihre Freude an vergleichender Religionswissenschaft und Theater-Make-up. Außerdem jobbt sie weiterhin in der Eisdiele am Ort, wo sie Waffeln mit Eis füllt und dafür mit allen guten Segenswünschen bedacht wird. Sie hat sich mittlerweile noch einigen Reinigungen unterzogen, um ihren Körper zu entgiften. Sie bekommt zudem regelmäßig Heilungen, denn sie möchte immer tiefer in ihre Seele blicken, um das Licht ihres Seins zu erkennen.

Wir schätzen unsere gemeinsame Zeit draußen in der freien Natur. Brianna lacht immer und fragt sich, was andere Leute wohl von uns denken mögen, wenn wir gemeinsam auf den Wanderpfaden unterwegs sind. Wir alle sind völlig verschieden und einmalig in der Art unseres Ausdrucks: Joseph mit seinem Hut, der eigentlich für seinen Kopf viel zu klein ist; Brianna mit ihren wunderschönen langen roten Haaren und großen braunen

Augen; und ich mit einer Baseball-Kappe auf dem Kopf und einer Gürteltasche um die Taille. Anfangs machte ich die Vorhut und suchte den Weg, doch mit der Zeit hat Brianna aufgeholt und legt nun selbst die Route fest. Sie und Joseph schauen immer auf mich, wenn es um Gruppenentscheidungen geht; es liegt wohl in meiner Natur zu sagen, wo es langgeht. Sie lehren mich tagtäglich loszulassen und mir bewusst zu machen, dass ich nicht die Verantwortung trage. Der Altersunterschied zwischen Joseph und mir beträgt zweiundzwanzig Jahre, zwischen mir und Brianna sind es fünfundzwanzig Jahre. Brianna ist ein Freigeist und neugierig, was das Leben zu bieten hat; sie ist von großer Weisheit erfüllt, hat einen angenehmen Sinn für Humor und freut sich des Lebens.

Mir ist durch ihre segensreiche Anwesenheit klargeworden, wie viel einfacher das Leben zu dritt ist. Die Energie fließt frei zwischen uns dreien. Wenn Joseph und ich eine Auseinandersetzung haben, löst sich diese dualistische Interaktion einfach auf, sobald sie hinzukommt. Es ist, als würden wir die Schwerter niederlegen und uns bewusst machen, wie schön unser Kreis doch eigentlich ist. Es ist einfach, diesen Dualismus aufzugeben – wir gegen die anderen – und das übergeordnete Bild anhand der heiligen Trinität zu erkennen. Da ich selbst keine Kinder habe, ermöglichte mir die Erkenntnis, wie man Gemeinschaftsgeist schafft und im engsten Kreis der Familie auch diese Bewegung vollzieht, ein unglaubliches persönliches Wachstum. Brianna ist in meinen Augen gleichberechtigt. Ich spüre, dass sie gesegnet ist, und halte inne, um zuzuhören, wenn sie spricht. Gelegentlich gerate ich aus dem Gleichgewicht und sehe mich mit Autoritätsproblemen konfrontiert, aber wir finden stets eine gemeinsame Basis und haben gelernt, mit den Stärken und Schwächen der anderen auf eine Weise umzugehen, die uns beiden zuträglich ist.

Brianna hilft mir im Zentrum. Sie verteilt Werbeprospekte in der Stadt, tippt Daten ein und gibt mir jede Art Unterstützung, die ich im jeweiligen Moment gerade brauche. Aber vor allem gibt sie mir das Gefühl von Sinn und Zweck und erinnert mich daran, nicht vom Weg abzukommen, also ein leuchtendes Vorbild auf dem Pfad der Spiritualität zu sein wie auch ein Leitlicht für sie. Als ich mich hinsetzte, um »Die neun inneren Juwelen« zu schreiben, empfing ich die Namen dieser Juwelen und erfuhr, dass sie einen Energiefluss darstellen, den es den Menschen zu vermitteln gilt. Sie war die Erste, die dieses Fließen der neun inneren Juwelen erhielt, das zu nutzen ich bei meiner Heilarbeit angeleitet wurde. Ich machte einen Schritt auf den Tisch zu ihren Füßen zu und empfand, wie etwas Überdimensionales, das hinter mir anwesend war, plötzlich in meinen Körper trat, als mir das Fließen der neun inneren Juwelen aufgezeigt wurde. Brianna sah in ihrer Sitzung viele Farben und unterschiedliche Bilder bei jedem der neun Juwelen. Energie bewegte sich durch ihren Körper, als sie es zuließ, eine neue Bewusstheitsebene zu erlangen.

Anschließend fühlte Brianna sich verändert, und es war ihr klar, dass sie noch eine Transformation vollzogen hatte, doch diese jetzt war anders als alles, was sie zuvor erlebt hatte. Sie sagte, sie fühle tief in ihrer Seele eine weite Öffnung als Verbindung zur göttlichen Quelle, und sie wisse, dass sie zu einem höheren Zweck hier auf Erden sei. Kurze Zeit später erkannte sie, dass es Zeit war, das Alte loszulassen, und sie sagte mir, dass sie zu einem Verbrennungsritual bereit sei. Der Zeitpunkt war ideal, denn es war gerade Karwoche. Ich bat sie also, einen Brief zu schreiben und die Vergangenheit loszulassen sowie eine Absicht zu formulieren, was genau sie zu diesem Zeitpunkt in ihrem Leben voranbringen wolle. Schließlich ist es ihr Leben und ihre Entscheidung, wen sie daraus entlassen möchte, welche Menschen sie teilhaben lassen will und welche Rolle sie diesen Menschen in ihrem Leben geben möchte. Ich schlug ihr vor, ein

klares Drehbuch für ihre Zukunft zu verfassen, denn sobald sie das Alte entlässt, kann sie ein klares Gefäß werden und genau das in ihr Leben bitten, was sie erschaffen möchte.
Am Karfreitag war sie bereit für ihr Ritual. Wir nahmen also unsere Tasche mit den entsprechenden Utensilien, außerdem eine Kleinigkeit zu essen und Wasser, und begaben uns auf den Weg ans Meer. Es wehte ein scharfer Wind an dem Tag, so dass es fast unmöglich schien, das Feuer in Gang zu halten. Brianna schlug vor, stattdessen in die Redwoods zu gehen – zu den Mammutbäumen. Als wir im Wald ankamen, überlegten wir, wo wir die Zeremonie abhalten sollten. Plötzlich fiel Brianna ein alter Redwood-Baum ein, den sie vor ein paar Tagen selbst entdeckt hatte. Diese Stelle war ideal, der wahre Segen. Dort bauten wir nun also unseren Altar auf und begannen dann mit dem Ritual. Brianna legte sich auf ein heiliges Stück Stoff, wo ich dann Energie durch sie hindurchströmen ließ. Da sie ja bereit war zu empfangen, öffnete sie sich völlig, rückhaltlos.
Wir vollzogen ein Initiationsritual, und sie lag ein paar Augenblicke schweigend da, um ihre Ganzheit segensreich zu empfangen, indem sich Geist und Materie in Einklang brachten. Sie entließ das Alte mit den verschiedenen Elementen. Einiges entschwand mit dem Feuer, einiges mit dem Wasser, manches wurde auch begraben. Nachdem sie zu ihrer Ganzheit zurückgefunden hatte, ließen wir beide das Geschehene Revue passieren. Wir wussten, dass etwas in ihrem Leben sich gewaltig verändert hatte und dass sie bereit war, ihr Werk auf dieser Welt in Angriff zu nehmen. Ich schlug ihr vor, darauf zu achten, wer sich nun bei ihr meldete und sich anbot, in diesem verletzlichen Zustand Bestandteil ihres Lebens zu sein. Ich sagte ihr, dass es wichtig sei, sanft mit sich umzugehen und in den nächsten paar Tagen Segnungen zu empfangen. Bald darauf drückte sie sich bereitwilliger und eindeutiger aus: Sie wollte in ihrem Zimmer die Wände streichen, um ihr Umfeld zu verschönern. Sie war

anders. Als wäre sie über Nacht zur Frau geworden. Alle ihre Juwelen waren geöffnet, bereit zur Schöpfung und völlig gegenwärtig.

Kürzlich beschloss Brianna, Yoga-Stunden zu nehmen, um ihr Selbstgefühl zu stärken und ihren geistigen Körper in ihren physischen miteinzubeziehen. Sie reißt die Barrieren und Masken nieder, die sie getragen hat, um sich auf einer tieferen Ebene zu verstehen.

Brianna ist eines der vielen talentierten Kinder, die derzeit zu uns gekommen sind, um diese Welt zu verbessern. Sie – und zig andere auch – sind hier, um uns durch den Wertewandel zu geleiten, der uns abverlangt wird, um das Paradies auf Erden zu schaffen. Wir alle haben die Wahl, diesmal einen Schritt nach vorn zu tun oder Dualität und Konflikten die Macht über uns zu geben. Hören Sie auf die Kinder, denn sie sind ein Leitlicht und hier auf Erden, um uns zu lehren, wie man das neue Modell willkommen heißt.

KAPITEL 12

Das neue Paradigma

Es gibt ein Licht, das auf die Erde wirkt und als Photonenenergie bezeichnet wird, seit es 1962 erstmals entdeckt wurde. Es handelt sich dabei um eine Schwingungsenergie, die sich spiralförmig und mit enorm hoher Geschwindigkeit bewegt. Diese Lichtquelle soll uns helfen, die notwendigen Veränderungen, die sich auf diesem Planeten anbahnen, auch zu vollziehen. Viele Kinder, die in dieser Periode des Photonenlichts zur Welt kamen, sind ein wesentlicher Bestandteil, um den Planeten zu verändern und eine neue Leichtigkeit des Seins zu begrüßen.
Alles gewinnt durch das Auftreten dieser Lichtteile an Geschwindigkeit, und je stärker das Licht wird, desto massiver gestalten sich auch die Veränderungen, die sich auf dieser Erde ereignen. Wer sich entschlossen hat, an dieser Bewusstseinsveränderung teilzuhaben und so das Paradies auf Erden zu schaffen, für den stellt die Manifestation eine wesentliche Komponente zur Umsetzung des neuen Paradigmas dar.
Um die Kunst der Manifestation zu verstehen, kann man sich einfach einmal einen Ball anschauen. Halten wir einen weichen Ball in der Hand, können wir ihm je nach der Kraft, die wir auf ihn ausüben, unterschiedliche Formen geben. Üben wir diese Kraft gleichmäßig aus, hat der Ball eine perfekte runde Form. Ein Zuviel an Kraft an einer Stelle bewirkt dementsprechend eine Verformung.

Betrachten wir den Ball nun als Symbol für das Universum. Formen wir den Ball in unseren Händen, als wäre er das Universum, was würden wir dann in diesen Ball hineingeben wollen? Wie möchten wir die Zukunft schaffen? Welche Gedanken, welche Energie und welche Aktionen sind notwendig, um die Zukunft so zu gestalten, dass sie unseren Überzeugungen zuträglich ist und allen dient, die uns lieb sind? Wollen wir in Zukunft Angst haben? Darauf würden die meisten sicher mit nein antworten. Wer Ängste hat, für den ist es nun wohl an der Zeit, diese zu benennen, damit sie keine Energie mehr binden. Wenn wir uns auf Angst konzentrieren, ziehen wir Angst auf uns, denn darin besteht unsere eigentliche Intention. Richten wir unsere Aufmerksamkeit hingegen auf Liebe, schaffen wir mehr Liebe in der Welt, da wir uns selbst bereits in dieser Position befinden.

Wir formen unsere Realität jeden Tag mit unseren Gedanken, Worten und Taten. Da aufgrund der eingangs erwähnten neuen Lichtquelle alles an Tempo gewinnt, ist es wichtig, hinsichtlich unserer Wünsche Vorsicht walten zu lassen, aber auch darauf zu achten, auf welche Weise wir unsere Energie auf die Welt wirken lassen. Es gilt, sich völlig im Klaren darüber zu sein, was wir in unser Leben ziehen wollen, und zu bedenken, dass wir uns dabei nicht auf ein bestimmtes Ergebnis fixieren sollten.

Ich habe Ihnen im letzten Kapitel die Geschichte erzählt, wie Brianna in mein Leben getreten ist. Ich betete mit reiner Absicht dafür, dass sie ohne zu viel Leid oder Ablenkungen ihren höchsten Weg beschreiten möge. Ein paar Tage später war sie Bestandteil meines Lebens. Joseph und ich nährten und liebten sie tagein tagaus, wobei wir ihr Freiraum und Liebe gaben, auf deren Basis sie sich dann entwickeln konnte. Sie blühte in kurzer Zeit auf, und zwar weit mehr, als ich es mir je vorgestellt hätte. Innerhalb von sechs Monaten krempelte sie ihr Leben völlig um. Der Samen, der gepflanzt wurde, entsprang einer Position reiner Liebe und war an keinerlei Erwartungen gekoppelt. Was sie schafft, ist ihre persönliche Manifestation. Wenn sie an einem Ort der Liebe lebt und ein offenes Herz hat, vermag sie alles zu erschaffen, was sie sich wahrlich wünscht. Mit reiner Liebe als Grundlage wird sie zu einem leuchtenden Vorbild und leistet so ihren Beitrag, den Paradigmenwechsel zu vollziehen und ein leichteres, sanfteres Leben zu ermöglichen.

Richten wir unsere Intention darauf, unseren Seelenzweck zu leben, entfällt mit der Zeit alles, was dem nicht dient, wozu wir aufgerufen sind. Es ist wichtig, sich darauf zu besinnen, in sich zu gehen, denn wir werden ständig mit vielen Ablenkungen konfrontiert, die uns letztendlich an Stärke gewinnen lassen, aber auch unsere neuen Vorsätze auf die Probe stellen. Eine gute Freundin von mir wurde beispielsweise gleich mehrere Male auf die Probe gestellt, seit sie den Vorsatz gefasst hatte, sich zu verändern, und zwar auf eine Weise, die ihr überaus lieb war. Bei jedem Vorfall nahm sie sich die Zeit, in stiller Kontemplation zu ihrer Mitte zu finden und sich zu fragen: »War das meinem höchsten Wohle zuträglich?« Sie stellt fest, dass sich alles ganz natürlich entfaltete, wenn sie aus dieser Position heraus eine Entscheidung traf. Indem sie sich zentrierte, veränderte sich die Energie ihrer ganzen Familie, denn sie verstrickte sich nicht mehr in äußeren Ablenkungen.

Wir sollten stets daran denken, nichts für selbstverständlich zu halten. Wir werden immer versucht sein, uns ablenken zu lassen, denn das gehört mit zu unserer Seelenreise. Es ist schwierig, auf dem rechten Weg zu bleiben und nicht den Einflüssen der Außenwelt zum Opfer zu fallen. Oft fühlen wir uns überfordert und allein, wenn die alten Dramen und Lebensweisen entfallen. Es ist jedoch wichtig, die tiefe Freude nicht zu vergessen, wenn wir uns unserer Seelenarbeit widmen, und die profunde Dankbarkeit, die wir empfinden, wenn jemand unsere Gesellschaft sucht und ob unserer Gegenwärtigkeit diese wahren Segnungen empfangen möchte.

Wenn wir lernen, im Hier und Jetzt zu sein, können wir die göttliche, synchrone Gegenwärtigkeit eines jeden Augenblicks empfinden und gelangen zu dem Wissen, dass alles genau so geschieht, wie es muss. Es sind diese besonderen Momente, die unsere Realität formen. Wir sind ein Bestandteil dessen, was wir formen. Gehen wir in Frieden und Liebe im Herzen unseren Weg? Oder sind wir ein Opfer unserer Furcht geworden, die diesen Planeten durchsetzt, und leben mit Selbstzweifeln und Beschränkungen?

Manchmal haben wir das Gefühl, am Rand der Schöpfung zu sitzen. Wir empfinden, dass sich überall auf der Welt Tore öffnen, und können spüren, inwiefern wir mit diesen Portalen in Einklang stehen, was uns die Möglichkeit gibt, etwas zu schaffen, sobald wir diese Öffnung betreten. In dieser Position der Manifestation sind die Botschaften, die wir erhalten, mit dem Wissen erfüllt, dass jeder Gedanke ein »Ichbin« schafft, also das, was ich in meine Welt einbringe. Anders ausgedrückt: Unsere Wahrnehmung und alles um uns herum sind das Resultat unserer Gedanken, Gefühle und Taten. Wir mögen manchmal durchaus völlig in Einklang mit uns selbst sein, doch in der Außenwelt ist dazu der richtige Zeitpunkt noch nicht gekommen. Betrachten Sie, was Ihre Umgebung widerspiegelt. Unterstützt das unsere Vision? Wenn nicht, ist es an der Zeit, den Garten zu jäten, um Platz zu schaffen, damit wir uns zu dem entwickeln können, was wir wirklich sind.

Ich möchte Ihnen nun gern eine kurze Geschichte erzählen, die mir kürzlich passiert ist, als ich eines Tages zu Hause beim Mittagessen saß.

Mir fiel eine schwarze Wolke auf, die auf mein Haus zutrieb. Obwohl ich noch nie einen Bienenschwarm gesehen hatte, wusste ich irgendwie, dass da einer auf uns zukam. Die Bienen kamen also immer näher, schwirrten um unser Haus herum und versuchten, den Apfelbaum zu bevölkern, suchten sich dann aber doch einen anderen Baum aus. Kurze Zeit später riefen meine Nachbarn die Feuerwehr zu Hilfe. Es war eine seltsame Erfahrung zuzuschauen, wie die Bienen um das Haus schwirrten, gegen die Fensterscheiben und die Schiebetür prallten – der Schwarm bestand aus Tausenden von Tieren. Ich wartete, bis die Luft rein war, dann ging ich nach draußen und hatte irgendwie das Gefühl, einer Art göttlichem Plan anzugehören, der Wohlstand und Fülle beinhaltete, denn schließlich hatten die Bienen ja beschlossen, sich in unserem Garten niederzulassen. Was wollten diese Bienen mir also zeigen? Viele Nachbarn kamen vorbei, um einen Blick auf den Baum zu werfen; auf der Straße hatte sich eine Menschenmenge versammelt und johlte den Feuerwehrleuten zu, als die Männer die Leiter, die an dem kümmerlichen Baum lehnte, hinaufkletterten, um die Bienen einzufangen. Was hatte all das zu bedeuten? Ich wusste im tiefsten Inneren, dass es um etwas Großes ging – viel größer als ich. Ich betrachtete das Einfangen der Bienen also als symbolischen und synchronen Moment, der noch offenbaren musste, worin das Positive – der »Honig« – bestand.

Die Macht der Manifestation

Im dritten Kapitel wurde »Ichbin« als Konzept eingeführt. Manifestation ereignet sich im gegenwärtigen Augenblick, wenn wir uns mit der erweiterten Bewusstheit um uns in Einklang bringen. Genau an dem Punkt, wenn ein Portal sich öffnet, kann eine Manifestation eintreten. Zeit und Raum treffen dann im Hier und Jetzt zusammen. In exakt dieser Position des Einsseins empfinden wir dann die erweiterte Bewusstheit des Univer-

sums. Uns zu kennen bedeutet, unsere facettenreichen Schichten in Relation zu allem, was uns umgibt, zu fühlen. Unsere Bereitschaft, im Augenblick völlig gegenwärtig zu sein, gibt uns die Freiheit, mit einem erweiterten Bewusstsein zu leben; es wird uns klar, dass wir nicht allein, sondern Bestandteil eines übergeordneten Gesamtbildes sind. Wer im Einklang mit dem gegenwärtigen Augenblick lebt, versteht, dass alles, was geschieht, der göttlichen Ordnung entspricht und seine Richtigkeit hat. Mit offenem Herzen und mit unserem Geist verbunden vermögen wir unsere Realität zu formen. Wir wollen nun also an dem geforderten Paradigmenwechsel teilnehmen und den Himmel auf Erden schaffen.
Sie können die Macht von »Ichbin« nutzen, um alles in Ihrem Leben zu manifestieren. Denken Sie nur daran, hinsichtlich Ihrer Wünsche vorsichtig zu sein. Bitten Sie um etwas, das eine Manipulation bedeutet oder Ihnen nicht zusteht, sollten Sie sich auf Reaktionen oder Konsequenzen gefasst machen, die mit diesem Machtmissbrauch einhergehen. *Was wir auch denken, sagen und tun, schafft unsere gegenwärtige Realität.* Verströmen wir Negativität, bekommen wir auch Negativität zurück. Nutzen wir unsere Macht auf positive Weise, erzeugen wir mehr Positives in unserem Leben und in unserer Welt. Jeder von uns hat die Wahl. Wir können daran teilnehmen, durch den Wertewandel den Himmel auf Erden zu schaffen, so dass das Licht heller leuchtet. Oder wir können Anteil an den zerstörerischen Kräften haben. Das Licht können wir nicht löschen, denn dann würden wir aufhören zu existieren. Wäre es uns vorbestimmt, in der Dunkelheit zu leben, würden wir uns wohl dabei fühlen. Bei welchem Film möchten Sie nun also mitspielen? Wer sich für das Licht entscheidet, wird ein Happy End erleben – alles wendet sich schließlich zum Guten.
Die Herrschaft des Patriarchats in einer vom männlichen Prinzip dominierten Gesellschaft bricht in sich zusammen, sobald wir

diesen Bewusstseinswandel vollziehen und das nährende Weibliche als Geisteshaltung begrüßen. Es ist Zeit, dass die Frauen einen Schritt nach vorn tun und die Männer die weiblichen Aspekte ihres Selbst annehmen. Wir leben in der Zeit von Pele und Kali, den Göttinnen der Schöpfung und der Zerstörung. Es ist der Erde vorbestimmt, diesen Wandel zu vollziehen. Andere Sternensysteme und Wesen beobachten uns, wie wir den Himmel auf Erden schaffen, ohne als Planet dabei untergehen zu müssen.

Sehen wir uns als Wesen Gottes ohne Trennung, vermögen wir alles zu tun und zu sein. Wir tragen alles in uns. Wir sollten immer bedenken, dass es unser göttliches Geburtsrecht ist, als Wesen Gottes auf Erden unseren Weg zu gehen. Es besteht keine Notwendigkeit, uns aufgrund eines Aspekts unseres Wesens abzuschotten, sondern wir sollten lieber unsere ganze Persönlichkeit in vollem Umfang ausbilden und uns diese Ganzheit bewahren, indem wir unser wahres Einssein mit Gott erkennen. Wir vermögen mit unserer Gegenwärtigkeit und Absicht alles zu schaffen.

Wie soll nun aber diese Welt eigentlich aussehen, die wir erschaffen wollen? Wollen wir Liebe und Frieden – oder Krieg und Zerstörung? Die Welt ist unsere Schöpfung. Je besser wir uns darin üben, im Hier und Jetzt völlig anwesend zu sein, desto eher bekommen wir auch, was wir uns wünschen. Jeder von uns muss dabei seine Rolle spielen. Und wir wollen unseren Part gut machen. Nehmen Sie sich Zeit, über diese Erde zu gehen und dabei mit der Natur ein Zwiegespräch zu führen, verbringen Sie Zeit mit Ihren Kindern und sorgen Sie für Momente der Stille – egal auf welche Weise; Hauptsache, Hektik und Ablenkung finden ein Ende. Leben wir in der Anwesenheit reiner Liebe, werden wir zu einem leuchtenden Vorbild. Das ist das größte Geschenk, das wir unseren Kindern und uns selbst machen können.

Wir wollen Frieden schließen mit der Dualität unseres inneren Konflikts, indem wir auch die äußeren Konflikte in unseren Beziehungen lösen. Wenn sich also das nächste Mal ein besorgter Gedanke einstellt, segnen Sie ihn und entlassen Sie ihn liebevoll. Geht er nicht weg, nehmen Sie sich die Zeit, um allein für sich zu sein, indem Sie still sind oder einen Spaziergang in der Natur zu unternehmen, bevor Sie sich auf jemand anderen einlassen. Besteht die Notwendigkeit, mit einem Menschen ein klärendes Gespräch zu führen, verwenden Sie »Ich«-Aussagen, damit sie nicht womöglich anderen die Schuld zuschieben. Denken Sie daran, dass wir unsere Realität selbst schaffen. Ist also jemand in unserem Leben, der uns nicht ehrt, dann ist es vielleicht besser, diesen Menschen ziehen zu lassen.

Die neue Lichtenergie gestattet es uns, die Macht der Manifestation in Form einer Spirale zu nutzen. Sind wir in der Lage, uns vorzustellen, wie jeder unserer Gedanken und jede Aktion sich in einer Spiralbewegung aus uns herausbewegt, dann können wir verstehen, wie wir unsere Zukunft schaffen. Wenn wir die Saat unserer Absicht als Spirale in Bewegung setzen, hat sie einen größeren Einfluss auf die Welt, als dies bei einem direkten, linearen Gedanken der Fall ist, der entsprechend auch nur einen direkten Weg nehmen kann. Bei einer Spirale bewegt sich die Energie kreisend nach außen, so dass sie auf alle Menschen in ihrem Umfeld wirkt.

Manifestation ist die Kunst der Schöpfung. Wir wollen nun also erschaffen, was unserem höchsten Wohle dient. Öffnen Sie Ihr Herz und lassen Sie die Liebe frei fließen, ohne bestimmte Erwartungen damit zu verknüpfen. Visualisieren Sie Ihr Herz als offenen Lichtball, der mit dem Samen der Liebe ständig anwächst und negative Gedanken und Furcht entlässt.

Will ein Mensch in ängstlicher Dunkelheit seinen Weg gehen, und giert er dabei nach Kontrolle, dann schafft er genau das. Machen Sie sich klar, dass Sie immer mehr von dem bekom-

men, worauf Sie Ihre Konzentration richten. Wollen wir mehr Angst und Gier, müssen wir uns nur darauf konzentrieren, und schon erhalten wir beides zuhauf. Wollen wir Liebe und Freude erfahren, müssen wir aus dem Herzen leben, um mehr davon zu empfangen.
Bleiben Sie im Fluss und beweglich, damit sich die günstigen Gelegenheiten auch einstellen können. Werden Sie ein offenes Gefäß, ein hohler Bambusspross, der Gott als Behältnis dient. Gehen Sie über die Grenzen Ihres Selbst hinaus, und fühlen Sie sich als Bestandteil der Gezeiten des Lebens – der Bewegung und der Veränderung.
Es ist die Liebe in unserem Herzen, die uns in die erforderliche Resonanzfrequenz bringt, um hier auf Erden das Paradies zu schaffen. Wir können an der Schöpfung unglaublicher Schönheit auf diesem Planeten teilhaben, insofern wir genügend Liebe im Herzen tragen. Laden Sie Ihr Herz energetisch auf, und zwar mit positiver Energie, und es wird mit jedem Tag, der vergeht, an Stärke gewinnen. Bewahren Sie Liebe und Licht im Herzen, dann vermag nichts Sie von Ihrem Schicksalsweg abzubringen.
Schaffen Sie das Paradies auf Erden. Für alle, die sich entschlossen haben, ihren Weg im Licht zu gehen, ist es wichtig, sich ein offenes Herz zu bewahren und die Liebe, die uns umgibt, zu fühlen. Nähren Sie sie, hegen Sie sie, seien Sie sie mit Leib und Seele, und teilen Sie sie mit anderen. Seien Sie in Ihren Absichten klar und eindeutig – ohne bestimmte Erwartungen zu hegen. Wir sind hier, um jeden Tag unserer Zukunft zu erschaffen. Welchen Tag haben Sie sich heute geschaffen? Steht er in Einklang mit dem, wie Sie sich die Zukunft vorstellen? Wenn nicht, was können Sie tun, um Ihr Denken zu verändern, Ihre Worte oder Taten, damit Sie in Harmonie mit Ihrer künftigen Realität zu leben vermögen? Wenn Sie Ihre Träume nicht ausleben – was hält Sie davon ab? Worauf warten Sie? Benutzen

Sie Ihre Kinder als Ausrede? Dass Sie abwarten wollen, bis sie erwachsen sind, um dann mit Ihrer Arbeit zu beginnen? Sind Sie ihnen ein leuchtendes Vorbild, dem sie nacheifern können? Es ist wichtig, nie zu vergessen, dass wir uns auf das konzentrieren müssen, was wir erschaffen wollen – nicht auf Geld. Wenn wir reisen wollen, müssen wir unser Augenmerk auf das Reisen richten und uns vorstellen, wie wir uns an verschiedenen Orten auf der ganzen Welt aufhalten. Wenn wir Geld brauchen, um ein neues Auto zu kaufen, müssen wir uns auf dieses Auto konzentrieren, und dann loslassen. Es kommt dann vielleicht aus einer ganz anderen Quelle, als wir erwarten.

Gehen Sie Ihren Weg mit Integrität und beobachten Sie, wie Ihre Realität sich Ihnen entfaltet. Tun Sie es für Ihre Kinder, wenn Sie sonst keinen Grund dazu sehen. Zeigen Sie Ihren Kindern einen anderen Weg. Ermöglichen Sie es ihnen, jeden Einzelnen von uns in seiner Makellosigkeit zu erfahren, indem er den Ruf seiner Seele lebt, anstatt nur davon zu reden. Tun Sie die notwendigen Schritte, um ihr strahlendstes Licht in Übereinstimmung mit diesem Paradigmenwechsel leuchten zu lassen und so eine Zukunft in Frieden und Harmonie zu schaffen.

Gemeinschaft

Einmal kam ein Kollege auf mich zu, um mich zu fragen, wie wir eine Einstellung oder Sache verändern könnten, die in einer veralteten Denkweise feststeckt, die sich durch Angst und Einengung charakterisiert. Ich sagte ihm Folgendes:

»Definieren Sie gemeinsam mit einer Gruppe von Menschen Ihre reine Absicht, um die Saat der Veränderung auszusäen. Sie müssen säen, was Ihrer Vision dienlich ist. Reißen Sie Ihr altes, negatives Denken wie Unkraut aus, und gestatten Sie es dem neuen Bewusstsein, in der Gemeinschaft zutage zu treten. Gewährleisten Sie, dass die Person, die diese Vision von einem Paradigmenwechsel hat – egal wer von Ihnen es ist –, in einem Zustand der Reinheit verbleibt, also unbeeinträchtigt von äußeren Einflüssen, und somit ihrer ursprünglichen Absicht treu ist. Schaffen Sie eine Aussage mit missionarischem Charakter für Ihre Gruppe und gestatten Sie ihr, als heilige Saat zu fungieren. Sie wird dann zum Zentrum, das es allem gestattet, sich spiralförmig aus dieser Absicht heraus zu entwickeln und das neue Paradigma zu schaffen. Fangen Sie jede Zusammenkunft mit einen Gebet an, indem Sie sich der gegenwärtigen Energie öffnen und benennen, was genau sich in Ihrer Gemeinschaft verändern beziehungsweise verbessern soll, wobei es wichtig ist, dass Sie sich darauf konzentrieren, dass die Energie sich spiralförmig entfaltet. Jede Energiespirale, die den Kreis verlässt, enthält die Weisheit der heiligen Saat.

Bitten Sie darum, dass alles, bei dem diese Saat Widerhall findet, zutage treten wird. Ist der Samen der Intention rein, werden auch alle, die den Paradigmenwechsel für notwendig erachten, seine positiven Auswirkungen in ihrem Leben erfahren. Seien Sie offen, so dass diese Menschen Ihnen begegnen oder auf Sie zukommen können. Empfangen Sie sie mit Liebe im Herzen, und geben Sie ihnen den Freiraum, ihre Gaben auch mit anderen zu teilen. Seien Sie jedoch immer vor falschen Propheten auf der Hut, denn viele arbeiten mit rückläufiger Energie und wollen Bewusstseinserweiterung auf diese Weise aufhalten. Ihr Zweck ist, unseren Glauben auf die Probe zu stellen.

Bitten Sie in Form eines klaren Gebets am Anfang einer jeden Zusammenkunft im Kreis darum, dass die Wahrheit sich offenbaren möge, und dass ein jeder, der mit der Reinheit der Intention nicht in Einklang steht, aus der Runde heraustreten möge. Verankern Sie sich zutiefst in Wahrheit, Liebe und Weisheit, um so ein leuchtendes Beispiel dieses heiligen Samens abzugeben.

Vergessen Sie nicht, dabei auch Ihren Spaß zu haben und die sanfte Verspieltheit eines Kindes durchscheinen zu lassen. Wir sind nur für einen kurzen Augenblick hier auf Erden. Wir wollen ihn zur Gestaltung unserer Zukunft weise und voller Freude nutzen.
Es werden auf diesem Planeten viele solche Gemeinschaften entstehen, die ihren Beitrag bei der Erschaffung des neuen Paradigmas leisten. Stellen Sie sich vor, wie derartige Kreise aus jedem heiligen Saatkorn mit vielen Verästelungen spiralförmig hervorgehen. Lassen Sie die Wellen reiner Absichten um den Globus kreisen, den Planeten umschließen und so das künftige Paradies auf Erden entstehen. Seien Sie gesegnet.«

Weiten Sie Ihre Gemeinschaft aus. Gehören Sie keinem Zirkel an, der in Ihrer Seele wirklich Widerhall findet, rufen Sie selbst so eine Gemeinschaft ins Leben. Bringen Sie mit reiner Intention Menschen zusammen, und setzten Sie die Veränderung in Gang, nach der momentan der Ruf laut wird. Rufen Sie Veränderung in Leben. Stehen Sie zu Ihren Überzeugungen und machen Sie einen Schritt nach vorn. Zu diesem Zeitpunkt brauchen wir einander, um unseren Weg mit Integrität gemeinsam zu gehen – und unsere Zukunft zu entfalten.
Worauf warten Sie noch?

Anhang

Das Lehua Center for Well-Being

Das Lehua Center for Well-Being befindet sich im schönen Sebastopol in Kalifornien. Seine Zielsetzung ist, Menschen zu helfen, ihren Seelenzweck zu entdecken. Die gesamte Arbeit ist darauf ausgerichtet, Menschen mit ihrem höheren Selbst in Einklang zu bringen, damit sie Traumata, negatives Denken und überholte Muster aufgeben können. Durch die Liebe Gottes wird die Energie der göttlichen Quelle genutzt, um das Energiefeld des menschlichen Körpers zu reinigen und zu verändern. Die Betroffenen erlangen so eine höhere Schwingung, wodurch es ihnen möglich wird, Probleme loszulassen, die sie an ihrem Fortkommen hindern.

Das Fließen der neun inneren Juwelen meint einen Energiefluss, der die in diesem Buch dargestellten Prinzipien umfasst. Im Rahmen einer Privatsitzung legt sich der Klient auf einen Massagetisch und äußert, welche Absicht er mit dieser Sitzung verfolgt. Therapeut und Klient bringen sich dann mit dieser Intention in Einklang, wobei der Klient in eine geführte Meditation geht, bei der er eine Energieklärung erfährt. Diese versetzt ihn in die Lage, das Leid, das aus vergangenen Beziehungen, Denkweisen und alten Überzeugungen erwächst, loszulassen. In der Gruppe werden dann das Fließen der Energie sowie die Übungen aus diesem Buch praktiziert; die Arbeit wird somit auf einer tieferen Ebene fortgesetzt. Diese Arbeit ist überaus intim, denn sie hilft dem Klienten, innerlich für eine neue Bewusstheit

offen zu werden. Das Fließen der neun inneren Juwelen bringt den Klienten intensiv mit dem Ruf seiner Seele in Einklang.
Das Zentrum bietet zudem hawaiianische Heilmethoden, Wellness-Programme, Kurse, Workshops und Retreats.
Das aktuelle Angebot an Kursen und Workshops ist unserer Website www.9innerjewels.com zu entnehmen.

Kellyna Kaleolani Campbell

Kellyna gibt als innovative Mediatorin ihren Kurs- und Workshopteilnehmern die entsprechende Hilfe, um die von ihnen gewünschten Ergebnisse zu erreichen. Als intuitive Heilerin bedient sie sich bei ihrer Arbeit mit den Klienten der Anleitung und des Mitgefühls, um ihnen den Ruf ihrer Seele verständlich zu machen. Kellyna ist beruflich absolut engagiert und hat in Sachen Kommunikation und zwischenmenschlichem Verhalten mit ihren Klienten auf allen Ebenen außergewöhnliche Fähigkeiten entwickelt.
Kellyna verbindet sich mit der Energie der göttlichen Quelle und nutzt ihr großes Herz, um ihre Klienten zu nähren, damit sie ein gutes Selbstgefühl erlangen, indem sie Traumata, negatives Denken und alte Gefühlsschemata loslassen.

Joseph Keawe Campbell

Joseph ist ein internationaler Heiler. Er nutzt seine Gabe, um Menschen zu helfen, ihr körperliches und emotionales Leid loslassen zu können. Joseph wurde auf Hawaii geboren, wo er auch seine Kindheit verbrachte. Seine Fähigkeiten als Heiler gehen bereits auf seine Vorfahren zurück. Joseph war einen Großteil seines Lebens im Rahmen von Sondereinsätzen für die amerikanische Regierung tätig. Nach seiner Pensionierung besuchte er Indien, wo er längere Zeit bei Sai Baba verbrachte, einem Avatar, der als Manifestation Gottes auf Erden in ihm seine Fähigkeiten als Heiler erweckte. Anschließend ging Joseph dann nach Australien, wo er anfing, als Heiler zu arbeiten und seine Fähigkeiten auch an andere weiterzugeben.

Joseph ist vom Aloha-Geist erfüllt und hilft den Menschen, ihr höchstes Potenzial zu erkennen. Seine Ergebenheit der göttlichen Quelle gegenüber macht ihn zu einem klaren Gefäß göttlicher Liebe und Inspiration.